일본에서도 놀란 한국의 누에분말 효과
혈당강하제 누에분말의 효과를 체험한 50명의 사례

우리들은 당뇨병을 극복했다

당뇨병을 극복한 "누에분말의 효과"

| 류강선 저 |

오성출판사

우리들은 당뇨병을 극복했다

당뇨병을 극복한 "누에분말의 효과"

류강선 저

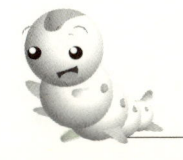

머리말

때 늦은 감이 없지 않지만 누에분말 복용자들의 효능에 관한 자료와 체험사례에 대한 문의가 늘어남에 따라 더 늦기 전에 혈당강하제로 개발된 동결건조 누에분말에 대한 보다 정확한 효과를 알려주어야 한다고 생각하였습니다. 누에분말은 우리나라 양잠산업의 틀을 크게 바꾸어 놓았습니다. 지난 1995년 세계에서 처음으로 개발된 누에분말 혈당강하제는 그 이후에도 계속 된 연구와 산업화로 15년이 지난 지금까지도 양잠농가의 주 소득원으로서의 역할을 다하고 있으며, '98년부터 시작된 누에분말의 대일수출은 지금도 계속되고 있어 일본에서는 우리나라의 누에분말이 비교적 잘 알려져 있는 편입니다.

특히 저자의 「さらば糖尿病(안녕 당뇨병)」을 보고 누에분말을 복용하고 체험한 50명의 사례집인 「私たちは糖尿病を克服した(우리들은 당뇨병을 극복했다)」에 소개된 내용들은 저자의 계속된 연구에도 큰 도움이 되었을 뿐만 아니라 당뇨병으로 고생하는 많은 분들에게도 좋은 사례가 될 것이라 생각하여 일본측의 협조를 받아 이번에 번역·개정판을 내게 되었습니다.

원본 「私たちは糖尿病を克服した」를 감수해주신 고 마츠다(松田)박사님께서는 병을 치료하는 주역은 어디까지나 환자자신이라고 하였으며, 특히 당뇨병은 약으로 치료하는 병이 아니기 때문에 「환자자신이 주치의」라고 하는 마음가짐을 갖고 생활습관 전반의 개선에 노력해야만 한다고 하였습니다. 그리고 잊어버려서는 안 되

는 것이 마음과 몸의 균형이다. 마음의 건강과 몸의 건강은 나누어 생각할 수 없다. 「당뇨병이기 때문에 저것도 안 돼, 이것도 안 돼」라고 하는 생각하는 것이 아니고, 「당뇨병일지라도 저것도 돼, 이것도 돼」라고 하는 적극적이고, 플러스적 사고가 중요하다고 하였습니다.

그 동안 우리나라를 주축으로 누에분말에 대한 많은 연구결과가 발표되어 국내외에서 인정을 받게 되었으며 새로운 패러다임의 양잠산업인 기능성 양잠산업이 법적으로 인정받게 되었습니다. 지난 5월 27일에 "기능성 양잠산업 육성 및 지원에 관한 법률"이 제정 공포되었으며, 또한 8월 26일에는 동결건조 누에분말이 건강기능식품으로 인정받아 누에분말에 새로운 도약의 발판을 마련하였습니다.

누에는 오직 섬유소재의 실크만을 생산해야 한다는 고정관념에서 과감하게 벗어난 좋은 사례라고 생각합니다. 그리고 또 하나 양잠산업은 후진국산업으로만 한정되는 것도 과감하게 거부하고 선진국형 양잠산업인 고부가가치의 천연소재 산업으로 탈바꿈을 한 것입니다. 이제 누에분말을 시작으로 하여 누에의 몸값은 하루가 다르게 높아 질 것이라고 확신합니다.

누에분말의 효과에 대해서는 이제 의심을 하거나 문제시 할 수가 없다고 봅니다. 과학적으로도 일련의 연구가 모두 수행되었습니다. 기능성 효과에 대한 시험, 안전성관련 시험, 공식적인 임상시험, 원인물질 및 작용메커니즘 등이 밝혀졌으며 또한 15년의 역사가 이를 크게 뒷받침 해주고 있다고 생각합니다. 대부분의 건강식품 수명이 3~5년인데 비하여 15년을 장수한 누에분말의 이용은 한 두 사람의 효과와 억지 홍보로도 불가능한 것이라고 봅니다.

우리나라는 누에분말 혈당강하제에 대한 원천기술을 보유하고 있으며 국내뿐만 아니라, 일본, 중국에 특허등록이 되어 있습니다. 일본에서는 로열티도 받고 있어 이제 누에분말 혈당강하제를 세계적인 명품으로 개발해야한다고 생각합니다. 실크가 섬유의 여왕으로서 최상의 이미지를 갖고 있었듯이 누에분말 역시 새로운 인류의 건강을 위한 최상의 이미지를 구축할 수 있을 것이라 자신합니다.

5천년 동안 인류에게 오직 이로움만 준 누에가 인류의 건강을 위해 또 하나의 이로움을 줄 수 있도록 연구에 최선을 다할 것이며 또한 누에분말의 작은 도움이 모든 분들의 건강한 삶에 보탬이 되길 바랍니다.

그리고 누에분말의 오늘이 있기까지 함께 연구해 주신 모든 분들과 잠업인 모두에게 감사드리며, 번역 · 개정판을 출간하는데 많은 도움을 주신 일본 건강 머티리얼(주)의 토요야마겐이치(豊山權一)사장님과 오성출판사의 김중영사장님께 깊이 감사드립니다. ●

저자

1

당뇨병 치료의 최전선

우 리 들 은 당 뇨 병 을 극 복 했 다

원본 출간 이후 내용이 시간적으로 다소 맞지 않는 점이 있지
만 당뇨병 치료에 있어서 매우 중요한 사항이라 생각되어 원본
의 내용을 그대로 수록한다.

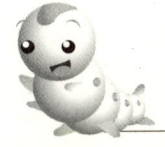

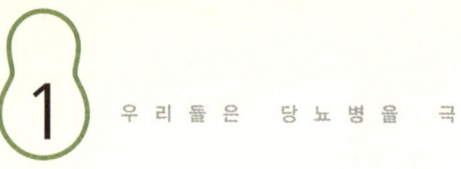

당뇨병 체질의 특성

아는 바와 같이 당뇨병은 2종류로 크게 나누어진다.

하나는 「인슐린의존형 (I형)」이다. 췌장의 β세포에서 인슐린이 전혀 분비되지 않거나 극히 소량밖에 분비되지 않는 경우이고, 인슐린을 인공적으로 보급해야만 한다.

또 하나는 「인슐린비의존형 (II형)」이다. 이것은 인슐린의 양이 조금 부족하든지 분비량이 충분함에도 관계없이 그것을 잘 활용할 수 없는 케이스이다. 이 경우는 식사, 운동요법으로 대처하지만, 그것으로도 안 되는 경우는 약을 복용한다. 일본에서는 당뇨병 환자의 95% 이상이 「비의존형」이다. 「비의존형」은 유전적인 요인에 크게 영향을 받는다. 유전적인 소질을 갖고 있기 때문이라 말하지만, 누구나가 당뇨병에 걸리는 것은 아니다. 당뇨병체질인 사람을 과식, 비만, 운동부족, 스트레스, 음주 등 당뇨병을 유발하기 쉬운 환경에 방치하면 높은 비율로 발병한다고 할 수 있을 것이다. WHO(세계보건기관)의 조사에 의하면 아메리카의 피마 인디언(Pima indian)은 현재 2인에 1인이 당뇨병에 걸려 있다고 한다. 원래는 검소한 식생활을 보내고 있을 그들이 거주지를 할당받아 행정으로부터 경제적인 원조를 받고 있어, 식생활과 노동내용의 큰 변화에 의해서 당뇨병이 극적으로 증가한다고 한다. 만일 일본인이 그들과 같은 식사, 일, 생활을 한다면 과연 50%의 사람이 당뇨병에 걸릴까? 어디까지나 예상이지만, 현재의 이병률보다는 상승하겠지만, 50%까지는 가지 않을 것이다.

그들 피마 인디언은 유전적인 당뇨병 소질을 갖고 있다고 생각할 수 있다. 그러나 그들이 오랫동안 지켜 온 생활습관 속에서는 결코 문제가 되는 것은 없었다는 것이다. 그것이 환경의 격변에 의해서 단번에 문제화된 것이다. 이해가 되는가? 당뇨병 체질이라고 하여 반드시 발병할 수는 없기 때문이다. 건강을 위한 식사, 운동 등, 생활에 주의하면 어떠한 문제도 없이 건강을 유지하는 것이 가능한 것이다. 유전적인 소질은 발병의 결정적인 요인은 아니다.

최근의 연구에서는 췌장에서 만들어진 인슐린이 근육과 지방의 세포로 받아들여지기 위해서는 인슐린 리셉터(Insulin receptor)와 결합하지 않으면 안 된다고 하는 것이 알려지고 있다. 당뇨병체질인 사람은 이 인슐린 리셉터의 생성을 억제하는 호르몬이 분비되고 있는 것 같다. 그렇게 되면 이미 만들어진 인슐린이 이용되지 못하고 혈당치는 점점 올라간다. 그러므로 이와 같은 체질을 「인슐린 저항성 체질」이라고 부르고, 「인슐린의 감수성이 저하한 사람」이라고도 한다. 유전적인 소질을 갖지 않은 사람일지라도 비만경향을 가지면, 인슐린의 감수성이 저하되는 것이 밝혀져 있다.

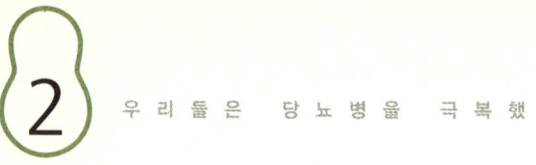
스트레스성 당뇨병이 늘어나고 있다

선진국에서 당뇨병환자가 증가하여 온 것은 편중된 식생활과 운동
부족 등이 한 원인이 된 것은 틀림없지만, 일본에서는 스트레스가
방아쇠가 되어 고 혈당 상태로 되는 경우도 늘어나고 있는 것 같다.
현대의 생활에 있어서, 스트레스의 원인은 끝이 없다. 회사에 근무
하고 있는 남성만이 아니고 사회진출이 눈부신 여성에게도 정신적
인 부담은 늘어나고 있다. 주부일지라도 가계의 문제와 자녀양육,
이웃관계, 부부간의 문제 등으로 고민이 한 두 가지는 있다. 어린이
일지라도, 어린이 취급으로 과보호, 집단 놀이의 감소, 왕따(괴롭힘)
등에 의한 스트레스와 무관하지 않다. 인간의 몸은 스트레스를 느끼
면 방어 반응하여 혈당치를 올리는 작용이 있는 호르몬을 분비한다.
대표적인 것으로는 아드레날린(adrenalin), 노르아드레날린, 코르
티솔(cortisol) 등이 있다.

어느 조사에서는 시험이 한참 진행 중인 대학생의 오줌을 조사
하였더니 약 10%로 요당이 나오지만, 시험이 끝났을 때에는 한 사

람도 요당이 검출되지 않았다. 밤을 새면 아침에는 혈당치가 상승하여 있고, 초조해 있을 때에도 혈당치가 높아진다. 일이 생각대로 되지 않거나, 몸 안에 불행이 있기라도 하면 금세 혈당치가 상승한다.

스트레스에 의해서 혈당치가 상승하는 것은 위기적인 상황을 극복할 수 있도록 몸이 준비하고 있는 것이므로 무조건 나쁜 것이라고는 말할 수 없다. 그러나 당뇨병체질인 사람(유전적으로 소질을 가진 사람)은 한 번 쭉 올라간 혈당치가 방아쇠가 되어 좀처럼 내려가지 않게 되는 경우가 있는 것이다. 이전에 당뇨병체질이라고 지적받은 적이 있는 사람은 심리적인 충격을 받은 후에는 혈당치의 상승이 의심된다.

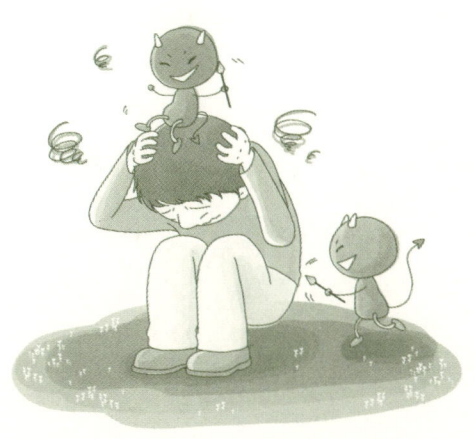

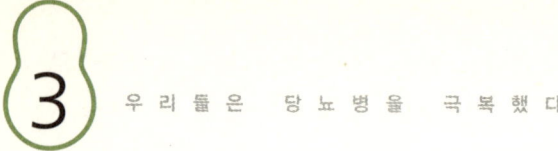

간기능장애의 부작용으로
판매 중지된 약

인슐린저항성을 개선하는 의약품으로서 인기가 높았던「노스칼」(삼공제약)이 2000년 3월에 판매중지되었다. 노스칼은 97년에 일본, 미국, 영국 등에서 발매되어, 일본에서는 약 9만 명이 사용하였다. 미국에서는 50만 명 이상의 당뇨병 환자가 사용하고 있었지만, 발매로부터 3년 간 61명이 부작용으로 사망하였다. 일본에서도 8명의 사망사례가 보고되었다.

　노스칼에 관해서는 이전부터 간기능장애의 부작용이 지적되었고, 영국에서는 97년에 서둘러서 판매중지되어 있었다. 미국의 식품의약품국(FDA)이 판매중지를 요청하여 미국에서 판매가 중지된 것으로, 일본에서도 간신히 판매가 중지되었다. 그러나 노스칼을 대신할 인슐린저항성 개선약은 지금으로서는 아직 없다.

혈당 컨트롤이 잘 되어도 망막증은 막을 수 없나

인슐린이 발견되고 80년이 지났다. 인슐린주사라고 하는 「특효약」이 당뇨병환자의 생명을 구하게 된 것은 틀림없는 사실이다. 그러면 인슐린에 의해서 망막증과 신증은 예방되는 것인가? 답은 「노」라고 말하지 않을 수 없다. 「인슐린의존형」의 당뇨병 환자가 인슐린주사에 의해서 엄격하게 혈당 컨트롤을 하여도 유감스럽게도 현실적으로 망막증이 일어나고 있다.

미국의 어느 조사에 의하면 치료중인 환자에서도 당뇨병 발병 후 5년 지나면 30%의 사람에게 망막증이 발견되고, 15년이나 경과하면 80%의 사람에게 일어나고 있다고 한다. 통계적으로 보면 중노년의 「비의존형」당뇨병 환자는 발병 후 5년 이내에 망막증을 일으키는 사람이 약 30%나 된다. 그리고 서서히 망막증의 비율은 늘어나서 30년 경과하면 대부분의 환자에게 망막증이 보이게 된다.

한편 소아형의 「의존형」 당뇨병 환자의 경우, 발병 후 10년 정도는 망막증의 확률이 낮다. 그러나 발병 후 10년 이상 지나면 「비의존형」의 환자에 비해 급속하게 망막증이 늘어나고, 20년 후에는 90% 이상의 환자에게 망막증이 나타난다. 이와 같이 어느 정도 혈당을 컨트롤하려고 노력하여도 망막증은 완전하게 막을 수 없는 것이 현실인 것이다. 그러나 일본에서의 연구 데이터를 보면 아침의 공복 시 혈당치가 120 이하인 환자는 180 이상인 환자에 비하여 망막증의 발증 비율, 악화하는 비율도 낮게 되어 있기 때문에 혈당컨트롤이 아주 헛된 것이라고 말할 수 없다.

흡입식 인슐린

매일 자신의 몸에 주사바늘을 찔러야만 하는 환자들의 심리적인 고통은 상상하는 것이 어렵지 않을 것이다. 인슐린주사의 부담으로부터 해방된다고 하는 낭보가 98년 미국에서 보내져 왔다. 미국 마이애미 의과대학의 J. 스카이라교수는 120명을 대상으로 인슐린 흡입법을 시험한 결과, 기존의 피하주사 방식의 인슐린과 동등의 효과

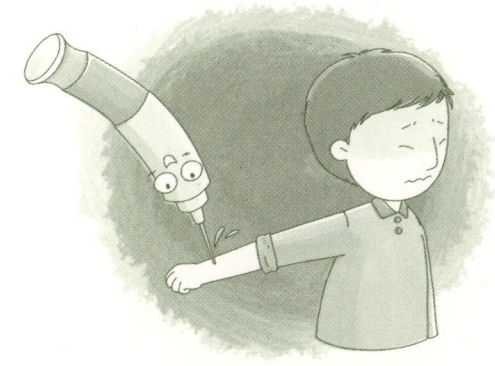

를 얻었다고 발표하였다. 사용된 흡입 기구는 조금 큰 손전등만한 크기이고, 환자는 보통으로 숨을 들이마시기만 하면 된다. 현재 미국 화이자사 등이 공동개발하고 있고, 2003년까지는 상품화된다고 전망하였다.

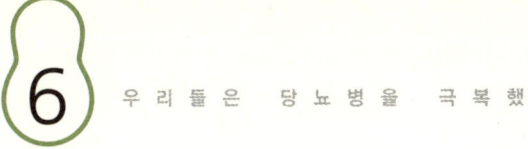

이식수술의 가능성

자신의 몸에서 인슐린이 거의 분비되지 않는 「인슐린 의존형」의 환
자에게 있어서 인슐린주사는 한평생 같이 가지 않으면 안 되는 것
이다. 그러나 건강한 췌장을 이식하면 인슐린이 분비되기 때문에 인
슐린주사는 불필요하게 된다. 췌장이식은 세계에서 연간 1천명의
사람이 받고 있으며 성공률은 60~80%이다. 일본에서는 아직 연간
15명 정도밖에 실시되지 않는다.

　이식수술은 주로 구미에서 행하여지고 있지만, 췌장과 신장을
동시에 이식하는 쪽이 성공률이 높은 것 같다. 특히 신부전에 걸린
당뇨병 환자의 경우 인슐린 주사와 인공투석으로부터 동시에 해방
되기 때문에 매우 바람직하다고 말할 수 있다. 지금 가장 기대되고
있는 것이 랑게르한스샘의 이식수술이다.

　아는 바와 같이 랑게르한스샘은 췌장에서 인슐린을 분비하는 부
분이다. 건강한 췌장에서 랑게르한스샘의 일부를 적출하여 혈관 내
로 주입하면 체내에 정착한다. 그렇게 하면 인슐린이 또 분비되기

때문에 대규모 수술을 하지 않고 이식이 완료된다. 그러나 아직 성공률이 낮아 실용단계는 아니다.

이 이식방법이 일반화하면 의존형의 환자에게는 매우 기쁜 소식이 될 것이다. 최후에 이식은 아니지만, 망가진 췌장의 β세포(인슐린을 분비하는 세포)를 재생시키는 방법도 실험중이다. 종래는 한번 망가진 β세포는 재생할 수 없다고 듣고 있었지만, 동물실험의 단계에서는 어느 정도 성공하였다.

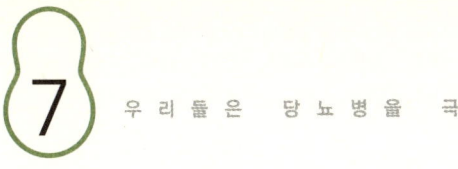

채혈 없이 혈당치를 측정한다

한국의 삼손정밀화학은 채혈 없이 혈당치를 측정하는 기구를 98년
에 개발하였다. 이것은 손가락을 10초 정도 센서의 위에 놓으면 혈
당이 측정되는 것이다. 인슐린주사를 하고 있는 사람은 1일에 몇 번
이라도 측정하는 경우가 있는 형편이므로 이 기구가 보급되면 지금
까지의 불편이 해소되겠지만 가격이 300만 엔(약 3000만 원)이나
하므로 지금으로서는 개인이 가볍게 구입한다고 하는 것은 어려울
것이다.

일본과 미국에서 인슐린을 분비하는 세포의 배양에 성공

인슐린을 분비하는 췌장의 β세포는 회복이 되지 않기 때문에 한번 손상을 받으면 다시 인슐린을 분비할 수가 없다. 그러므로 인슐린을 인공적으로 체내 주입해야만 했다. β세포를 재생, 혹은 배양가능하면 의존형의 환자도 인슐린주사와 결별할 수 있게 된다. 세계 중의 당뇨병 연구자가 β세포의 배양실험에 심혈을 기울이고 있지만 2000년 6월에는 미국 캘리포니아 대학 샌디에이고학교의 연구그룹이 사람 β세포의 배양에 성공했다고 발표하였다. 배양된 세포를 의존형의 환자에게 이식하면 인슐린의 분비를 재개시킬 가능성 있어 기대가 높다. 또 2000년 6월 16일 아사히신문 등의 보도에 의하면 오사카대학의 倭英司조교수 등은 마우스의 ES세포(소위 장기를 만드는 세포가 될 가능성이 있는 세포, 만능세포라고도 불린다)를 사용하여 인슐린분비세포를 만들어 내는 것에 성공했다. 마우스의 세포에서 되었다고 하는 것은 사람의 ES세포에서도 응용할 수 있는 가능성이 매우 높다는 것으로 금후의 전망이 기대되고 있다.

2

누에분말이 왜
당뇨병에 효과가 있는가?

우 리 들 은 당 뇨 병 을 극 복 했 다

누에분말에 관련된 연구결과는 최근의 자료까지 새롭게 정리
하여 수록하고자 한다.

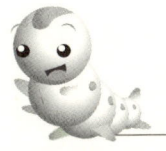

누에분말 혈당강하제를 개발하게 된 동기

누에는 원래부터 매우 신성시되어 온 곤충이다. 누에를 키우는 방잠실에서는 늘 청결해야 하며 몸가짐 역시 단정하기를 요구해 왔다. 동의보감을 비롯한 고의서에 보면 누에는 단연 비단을 생산하는 하늘의 벌레로 인정되어 왔으며, 이에 대한 효험에 대해서는 별도로 소개되어 있지는 않다. 그러나 누에와 관련된 산물, 즉 번데기, 뽕잎, 누에똥에 관해서는 여러 곳에서 다양한 효험이 기록되어 있다. 이러

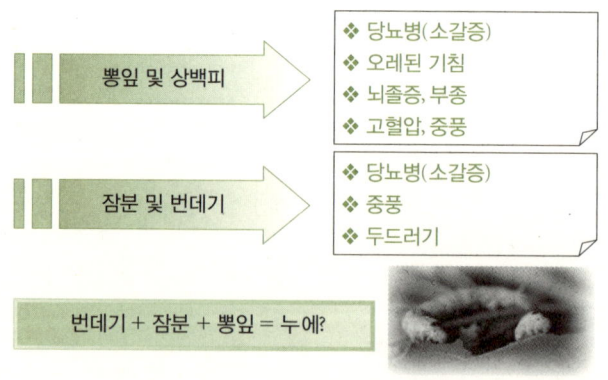

그림 2-1 • 고의서에 수록된 양잠산물의 효험

한 부산물의 효과가 한 곳에 모여 있는 것이 바로 누에가 아닐까라는 생각에 집중하게 된 것이 직접적인 동기이다.

그리고 또 하나는 우리나라가 산업화에 의한 경제성장으로 농촌 노동력이 부족해지면서 임금 상승으로 더 이상 누에고치를 생산하는 전통양잠은 불가능하게 되었고, 양잠농가의 소득도 더 많이 필요하게 되었다. 그래서 누에의 몸값을 올리지 않고는 해결할 수가 없다는 생각으로 단순 섬유소재보다는 건강과 관련되는 소재로서 개발이 필요하다는 결론을 내리게 되었던 것이다.

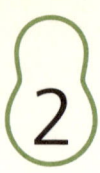

2

누에분말의 제조방법에 따른
혈당강하 효과

누에는 알에서 깨어나 4번의 허물벗기를 거쳐 누에고치를 짓고 누에번데기로 변태한 후 나방이가 되어 알을 낳고 약 2주일 후면 죽게 되는 일생의 과정을 가진 완전탈바꿈 곤충이다. 누에유충의 성장단

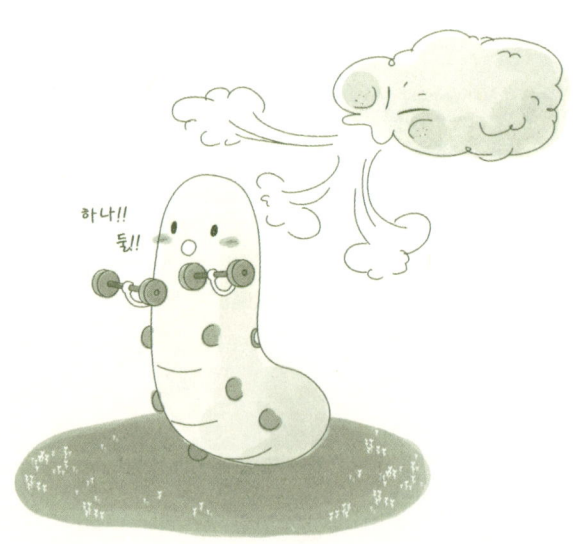

하나!!
둘!!

계에 따른 생리학적 변화는 매우 크며 또한 허물벗기 전후 유충체
내의 효소를 비롯한 물질수준의 차이도 현격하다고 알려져 있다. 이
처럼 변화가 큰 누에유충의 성장단계 중 어느 단계를 어떻게 처리
하느냐에 따라 기능성 효과의 차이는 매우 크다.

　만약 열풍건조를 하게 되면 누에체내에 존재하는 각종 효소의
불활성화를 초래하게 된다. 누에체내에는 주로 뽕잎 성분의 누에똥
과 각종 효소가 들어있는 중장소화액 그리고 혈액이 있다. 이중 중
장소화액과 혈액은 강한 산화력을 가지고 있어 공기와 접하게 되면
쉽게 산화되어 검게 변하면서 불활성화된다.

　결국 누에분말로 혈당강하제를 만드는 데는 각종 효소의 불활
성화를 막는 산화방지 처리가 무엇보다도 중요하다. 산화방지 방법
에는 화학약품에 의한 방법 등이 있지만 여기서는 인체에 전혀 해
가 없으면서 효능이 확실한 액체질소에 의한 급속 동결 방법을 택

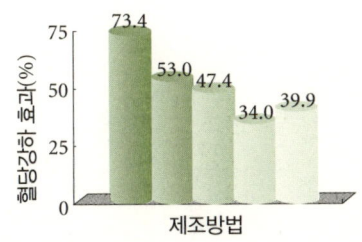

- 5령3일 냉동건조 누에: 73.4%
- 5령3일 열풍건조 누에: 53.0%
- 24시간 절식: 47.4%
- 인공사료육 누에: 34.0%
- 탈피 누에: 39.9%

그림 2-2 • 제조방법에 따른 혈당강하효과 비교

하였다. 이렇게 급속 동결한 다음 초 저온 냉동고에 보관하면서 냉동건조 하는 것이다.

　일반적인 방법의 5령 3일 누에 열풍건조분말의 혈당상승 억제 효과는 53%인데 반해 5령 3일 냉동건조분말의 경우 혈당상승 억제 효과는 73.4%로 매우 높은 효과가 인정되었다. 그리고 24시간 절식한 경우와 인공사료로 사육한 누에, 허물 벗고 있는 누에는 효과가 매우 낮게 나타났다.

3

누에분말의 적정 섭취량과 섭취방법

누에분말의 적정 섭취량과 방법이 무엇보다 중요한 사항이다. 건강 지원자를 대상으로 약량결정 시험과 혈당강하 효과를 검토한 결과 아래의 표에서와 같이 1,160mg 투여군에서는 100%의 억제활성을 보였으며, 830mg, 500mg군에서는 각각 72%, 65%의 억제활성을 보였다. 1,160mg의 경우는 과다한 억제활성이 인정되었으며, 830mg군이 가장 적정약량으로 판단되었다

누에분말 제제의 섭취 시기는 당 분해 효소 억제작용을 위하여 식후 바로 또는 식간에 먹는 것이 가장 효과적이다.

투여량에 따른 식후 45분의 혈당상승 억제효과

투여약량(mg)	식후 45분 억제활성(%)
500mg	65
830mg	72
1,160mg	100

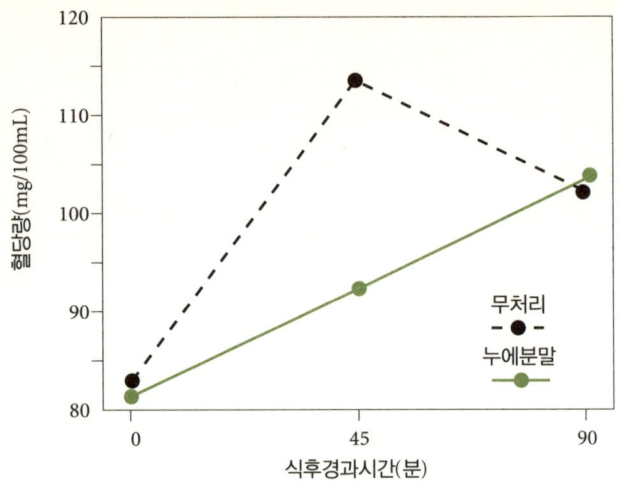

그림 2-3 • 500mg 투여그룹의 혈당변화

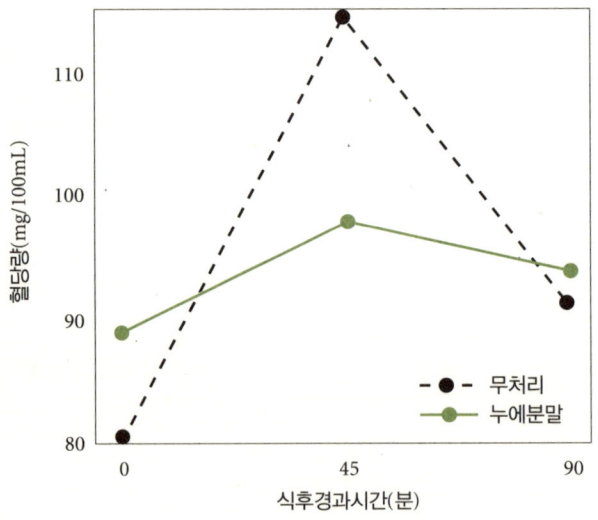

그림 2-4 • 830mg 투여그룹의 혈당변화

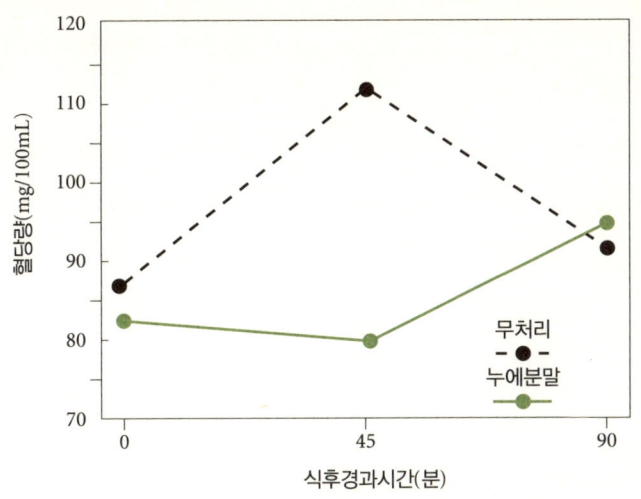

그림·2-5 • 1,160mg 투여 그룹의 혈당 변화

그리고 그룹별 시간에 따른 혈당치의 변화를 보면 아래의 그림
과 같다. 우선 500mg 투여그룹에서는 식후 45분 혈당치가 공복 서
의 혈당치보다는 높지만 비 투여 시보다는 낮은 혈당치를 보이다
서서히 올라가는 현상을 보였다. 그리고 830mg 투여그룹에서는 가
장 이상적인 패턴으로 공복 시보다는 약간 높은 수준으로 억제활성
을 보이면서 서서히 혈당치가 감소하는 경향을 보였다.

끝으로 1,160mg 투여군에서는 식후 45분의 혈당치가 공복 시보
다 낮은 혈당치 수준까지 억제활성을 보이다가 다시 상승하는 패턴
을 보였다. 이상의 결과에서 식후 혈당치의 정점을 45~60분으로 보
면 누에분말은 식후 고혈당을 잘 억제해주면서 90분 이후에 다소

상승하거나 완만한 하강곡선 패턴을 나타내고 있어 식후 고혈당과 공복 시 저혈당을 막을 수 있는 이상적인 혈당강하 효과를 잘 나타내고 있다고 판단된다.

결론적으로 누에분말 혈당강하제는 혈액 내에서 혈당량을 조절해주는 인슐린과 달리 소장에서 음식물 중의 당의 분해를 억제하여 식후혈당을 낮추어 주므로 일반적인 약의 복용법과 달리 식후 바로 먹어야만 효과를 볼 수 있고 복용량은 1회 830mg이며, 수시로 자신의 혈당을 측정하여 다소 증감할 수 있다.

누에분말의 작용 메커니즘

누에분말의 약리학적인 작용 메커니즘을 다음과 같이 정리할 수 있다.

(1) 누에분말의 약리학적 작용

일반적으로 음식물 중의 전분(50%), 유당(우유 내의 이당류 약 4%), 서당(사탕수수로부터 얻은 이당류 약 30%), 맥아당(약 1%) 그리고 나머지 탄수화물은 입 안에서 또는 소장에서 가수분해되어 단당류의 형태로 흡수가 이루어진다.

음식물이 우선 입 안에서 잘게 씹히고 나면 입 안에 있는 알파아밀라아제 효소가 전분에 작용하여 결합구조를 끊어 작은 전분조각이 생성된다. 위에서는 강산으로 인해 효소의 활성이 정지되고 탄수화물의 소화는 거의 일어나지 않는다. 반면 십이지장부터는 췌장으로부터 분비되는 췌장액으로 인해 소화가 다시 계속된다. 췌장의 알파아밀라아제는 입 안의 것과 거의 같다. 알파아밀라아제에 의한 가수분해가 끝나게 되면 각종 당 분해효소에 의해 이당류들이 단당류

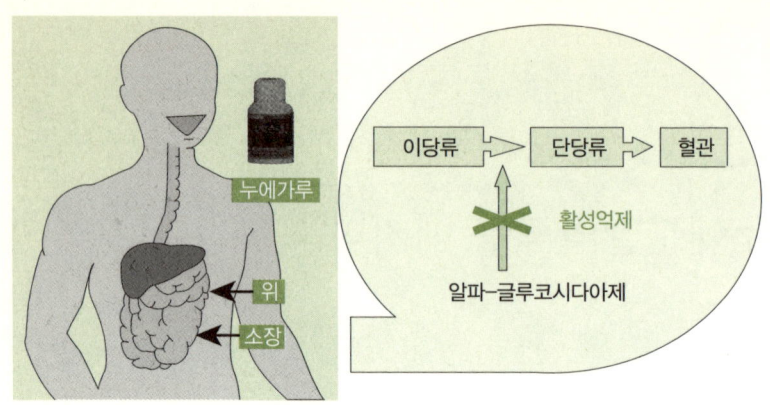

이당류 → 단당류 → 혈관

활성억제

알파-글루코시다제

그림 2-6 • 누에분말의 약리학적 메커니즘

로 분해되어 혈액으로 흡수되어 각 조직으로 운반된다.

누에분말의 약리학적 메커니즘은 위의 그림과 같이 설명된다. 즉 누에분말이 음식물과 같이 소장(작은창자)에 도달하면 이당류를 단당류로 분해하는 효소중의 하나인 알파-글루코시다제의 활성을 억제하여 이당류가 단당류로 일시에 분해되는 것을 막고 혈액으로의 지연흡수를 유도하여 식후 고혈당을 조절해 준다.

최근 새로운 경구용 혈당강하제로 알파-글코시다제 억제제가 많이 개발되어 소개되고 있으며 이에 대한 임상시험이 활발히 진행되고 있다. 이 약제는 소장에서의 복합 탄수화물의 흡수를 지연시켜 당뇨병 환자에서 문제되는 식후 고혈당과 고 인슐린 혈증을 개선하나 저혈당을 유발하지 않는 장점이 있다.

현재 국내에서는 누에분말 외에 알파-글루코시다제 억제제인 아카보스가 주로 사용되고 있다. 이 약제는 일차적으로 소장에서 복

합탄수화물의 소화와 흡수를 지연시키고 인슐린 비의존형 당뇨병의 특징인 식후 고혈당과 고 인슐린 혈증을 감소시킴이 주된 작용이다. 또한 공복 시 고혈당과 혈중 중성지방 및 콜레스테롤을 감소시키는 부수적인 작용도 있다. 이 약제의 주된 부작용은 위장관 부작용인 복부팽만감, 구역질, 복명(배에서 소리가 남)과 설사이며 다른 심각한 부작용은 없는 것으로 알려져 있다. 이와 같이 누에분말을 섭취한 경우에도 드물게는 복부팽만감 또는 복명(배에서 소리가 남)이 나타나는 경우가 있다.

(2) 누에분말 섭취 후 당 분해 효소의 활성

누에분말의 추출물을 이용한 효소시험에서 당질의 분해효소를 억제하여 식후혈당의 급격한 상승을 막아준다는 것이 밝혀졌다. 당 분해효소 억제에 기인하는 약리학적 메커니즘이 확인되어 누에분말은 가급적 음식물과 함께 섭취하는 것이 좋다는 것을 알 수 있다. 그리고 누에분말과 고탄수화물을 먹인 후 실험동물의 소장을 3등분

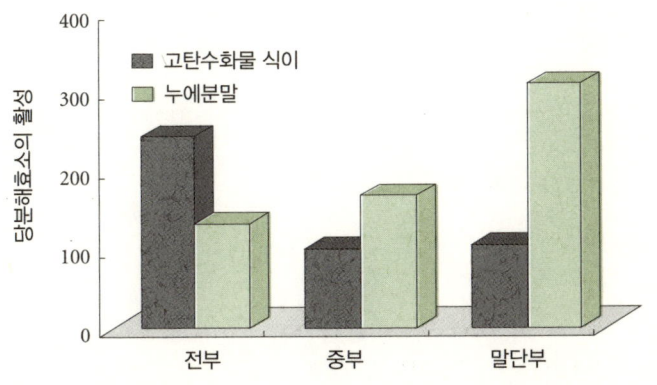

그림 2-7 • 소장의 부위별 당분해 효소 활성

하여 흡수패턴 및 당분해효소의 억제활성을 비교한 결과, 억제활성은 전반부에서 가장 높았고 소장의 말단부로 갈수록 활성이 낮아져 탄수화물의 흡수량이 많아지는 것을 알 수 있었다. 이로써 누에분말은 식후의 급격한 혈당상승을 막아주고 공복 시의 허기짐과 저혈당을 막아주는 효과가 있다는 것을 알 수 있다. 당 분해효소 억제에 의한 혈당조절을 하게 되면 장내에서 가스발생 또는 열량의 손실이 많을 것을 우려하였지만 큰 부작용은 없었다.

5

누에로부터 혈당강하물질의 대량분리

누에분말은 5령 3일 냉동건조 방법에 의한 것이 가장 효과가 높은 것으로 입증되었으며, 또한 약리학적 기작이 당질의 분해효소를 저해하여 식후 혈당의 급격한 상승을 막아주는 것으로 알려져 있다. 누에분말은 당분해효소를 억제하는 약리학적인 기작으로 볼 때, 식후 바로 복용하는 것이 가장 바람직한 것으로 볼 수 있다.

그 동안 누에분말이 혈당강하제로 널리 이용되어 왔지만 누에분말 내의 주된 물질이 구명되지 않아 많은 사람들로부터 크게 신뢰를 받지를 못하였다. 그러나 누에분말로부터 혈당강하물질의 하나로 잘 알려진 1-데옥시노지리마이신(1-deoxynojirimycin)을 대량

HOH₂C   H
N

OH

HO

OH
1-데옥시노지리마이신(DNJ)

그림 2-8 • 1-데옥시노지리마이신(DNJ)

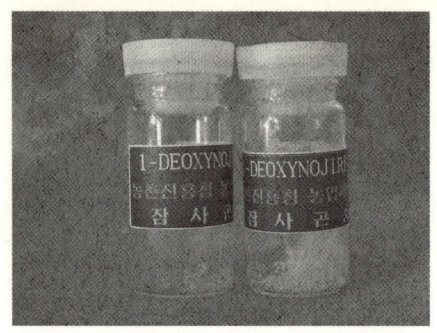

그림 2-9 • 분리된 DNJ표품

으로 순수 분리하여 그 효과를 입증하였다.

　누에분말에서 분리된 1-데옥시노지리마이신의 혈당강하효과를 알아보기 위하여 누에로부터 분리된 1-데옥시노지리마이신(DNJ) 20mg과 아카보스 40mg을 각각 물에 녹여 복강 투여하여 12일간 혈당강하 효과를 분석하여 항 당뇨 효과를 평가하였다.

　다음의 그림에서 보는 바와 같이 약물로 유발시킨 고혈당 흰쥐 군의 혈당은 실험기간 내내 450mg/dL 이상을 유지하였다. 누에로부터 분리된 DNJ 투여군의 혈당함량은 대조그룹 대비 4일부터 47.1%의 유의적인 효과를 나타내기 시작하여 투여 11일째의 혈당강하효과는 51.6%가 나타났고, 투여하지 않은 3일간은 혈당이 서서히 약물유발군의 혈당으로 증가되었다. 대조약물로 투여된 아카보스 투여군은 투여 7일부터 50% 이상의 혈당강하효과를 보이고 이후 투여기간 내내 좋은 혈당강하 효과를 보였다. DNJ와 아카보스 약물기전에 대하여 알아보고자 투여를 중지한 3일간의 경우 혈당

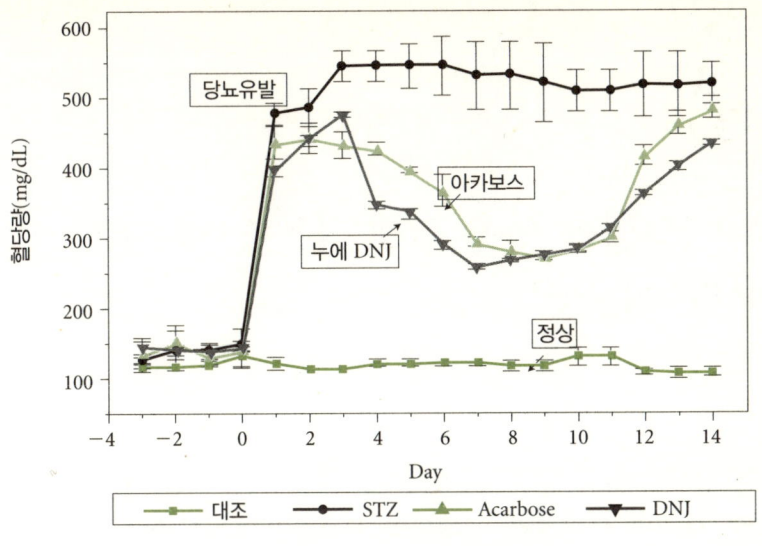

그림 2-10 • DNJ의 혈당강하효과

이 상승하는 것으로 보아 이 약물들은 인슐린 비의존형에 대한 치료제로서 이용 가능하다고 하겠다.

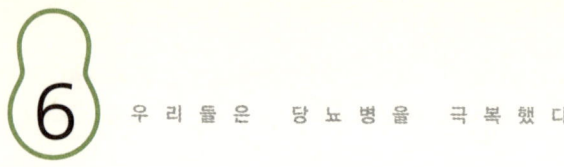
누에분말을 복용 후 효과는 언제부터 나타나는가?

누에분말을 먹기 시작하고 효과가 나타는 것은 동물실험에서도 편차가 있지만 실제 사람 개개인의 신체적인 조건이 아주 다양하기 때문에 다소 차이가 있을 수 있다고 생각된다. 실제로 누에분말 복

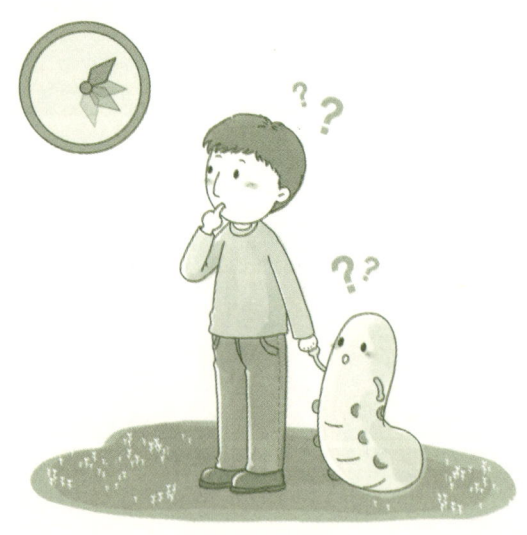

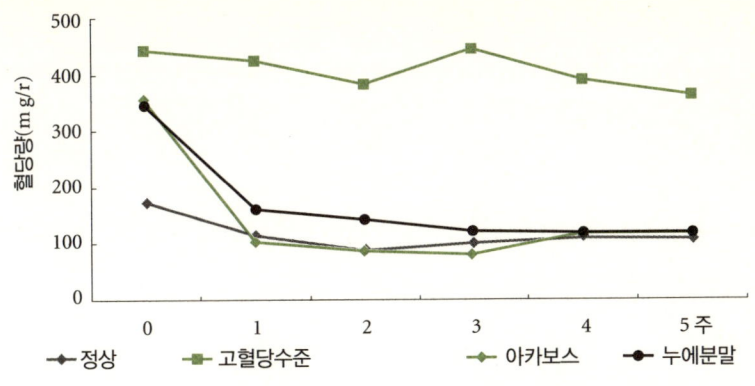

그림 2-11 • 누에분말의 복용기간에 따른 혈당치의 변화

용자들의 사례를 들어보면 아주 많은 차이가 있음을 알 수 있었다. 위의 동물실험에서는 그림과 같이 맨 위의 선이 고혈당 군이고, 그 다음의 진한 선이 누에분말, 다음의 선이 대조약물 그리고 맨 밑의 것이 정상군이다. 대조약물이나 누에분말 역시 복용 1주만에 혈당치가 크게 떨어지고 있지만 대조약물의 효과가 높게 나타나고 있다. 하지만 복용 4주 정도 지나면 거의 비슷한 수준에 이른다. 그래서 누에분말은 적어도 4주 정도는 지나야 안정적인 효과를 볼 수 있다고 생각된다.

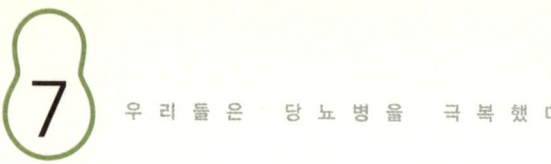

누에추출물의 혈당강하 외의 기능성 효과

냉동건조 누에분말의 제조방법이 소개되었지만 장기보관 및 처리 상의 균일성과 품질관리에 많은 어려움이 있다. 무엇보다도 품질관리의 어려움을 해결하기 위하여 알코올 추출물을 이용하는 것을 연구하였다. 냉동건조 누에분말로부터 성분의 파괴 없이 안전하게 추출하는 가장 효과적인 추출방법과 누에 특유의 냄새를 제거하는 방법을 확립하는 것이다.

누에의 성장단계 중 가장 효능이 뛰어난 5령 3일 누에를 냉동 건조한 누에분말을 80% 메탄올로 추출하여 감압-농축한 추출물을 사용하여 효과를 검정하였다.

누에 추출물을 시판중인 다오닐(Daonil)과 비교 · 평가하여 본 결과, 누에추출물 60mg 투여그룹은 투여 12일째에 대조그룹 대비 30%의 혈당강하효과가 나타났고, 다오닐 80mg 투여그룹은 투여 12일째에 혈당강하효과 35%로 나타나 의약품인 전문 당뇨치료제와 큰 차이가 없었다.

마찬가지 방법으로 누에추출물을 이용한 동물실험에서 성인병의 원인물질인 LDL-콜레스테롤의 억제효과 및 동맥경화지수의 감소효과 등을 보였고 노화의 원인성분으로 알려진 과산화지질(LPO)의 억제효과도 검정한 결과 15% 이상의 유의적인 억제효과가 인정되어 항 당뇨효과 뿐만 아니라 성인병을 억제하고 노화를 효과적으로 방지할 수 있음을 구명하였다.

또 다른 노화의 원인으로 작용하는 활성산소 및 생체 방어효소로서 활성산소의 제거효소에 미치는 영향을 분석하여 본 결과, 활성산소 중 가장 독성이 강한 히드록실 라디칼(hydroxyl radical)의 억제효과는 약 20%로 밝혀졌고, 생체 방어효소 중에서 가장 중요한 슈퍼옥시드 디스무타아제(SOD)의 활성은 약 15%의 증가효과가 인정되었다.

누에추출물은 혈당강하효과 뿐만 아니라 성인병의 원인으로 알려진 LDL-콜레스테롤의 억제효과 및 동맥경화지수의 감소효과, 그리고 활성산소와 LPO의 억제효과 및 SOD 같은 생체 방어효소의 활성 증가로 노화까지 방지할 수 있다는 사실이 과학적으로 입증되었다.

이러한 연구결과를 계기로 양잠농가에서 생산한 누에를 5령 3일에 수거하여 추출용과 냉동건조용으로 분리 수매하고 용도별로 이용하면 효율성을 높이고 장기보관에 따른 변질을 막을 수 있기 때문에 누에분말의 품질저하를 막을 수 있을 뿐만 아니라 또 다른 형태의 양잠농가 소득증대효과를 가져올 것으로 기대된다.

누에추출물을 이용한 항당뇨음료를 개발하기 위하여 연구하여 산업화를 시도하였지만 음료로서는 성공하지 못하였다.

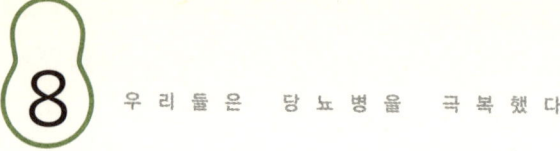

당뇨환자에 대한 누에분말의 임상시험

누에분말을 이용하는 당뇨환자들이 증가하고 있는데 경우에 따라서 효과가 높고 낮음이 뚜렷하여 무엇에 근거하여 차이가 나타나는지를 구명하기 위하여 한의학의 4상체질별로 환자를 구분하여 혈당강하효과를 시험하였다.

사상체질은 태양인, 태음인, 소양인, 소음인으로 구분하였으며, 아울러 기존의 당뇨병치료제를 이용하고 있는 겸용환자(약물군)와 다른 당뇨병치료제를 이용하지 않고 오직 누에분말만 이용하고 있는 단용자(비약물군)로도 구분하여 시험하였다.

누에분말 복용 전의 공복 시 혈당 농도는 태음인군, 소양인군 및 소음인군의 약물 복용군 및 약물을 사용하지 않은 비약물군 모두에서 138.1~153.5mg/dL 사이에 분포하였으며, 통계적으로 유의한 차이는 없었으나 비약물군이 약물군보다 높게 나타나는 것을 볼 수 있었다.

(1) 공복시 혈당변화

공복 시 혈당 변화율에 대한 각 군 간의 비교에서는, 먼저 약물군의 경우, 태음인군이 2주차에 13.4%로 제일 높으며 다음은 소양인군이 10.5%, 그리고 소음인군이 5.2%로 제일 낮게 나타났다. 복용 4주차 역시 태음인군이 15.5%로 제일 높고, 다음이 소양인군 15.0%, 소음인 8.3%의 순을 보여 태음인과 소양인군 간에는 차이를 볼 수 없었으나 소음인군 간에는 통계적으로 유의한 차이를 볼 수 있었다 ($p < 0.05$). 비약물군의 경우 태음인군이 2주차에 8.3%로 제일 높으며 다음은 소양인군이 5.7%, 그리고 소음인군이 4.7%로 제일 낮게 나타나 약물군과 같은 양상을 보였고, 복용 4주차에서는 소양인군이 12.5%로 제일 높고, 다음이 태음인군 11.8%, 소음인군 7.2%의 순을 보였다. 복용 종료 후 4주차에 측정한 혈당량의 회복에서는 태음인군, 소양인군 및 소음인군 모두 누에 분말 복용 직전 혈당량의 90% 이상으로 회복되었다.

(2) 식후 2시간의 혈당변화

누에분말 복용 전의 식사 후 2시간 혈당 농도는 태음인군, 소양인군 및 소음인군의 약물 복용군 및 약물을 사용하지 않은 비약물군 모두에서 250.7~273.0mg/dL 사이에 분포하였으며, 비약물군이 약물군보다 높게 나타나는 것을 볼 수 있었다.

식사 후 2시간 혈당 변화율에 대한 각 군 간의 비교에서는, 먼저 약물군의 경우, 태음인군이 2주차에 15.7%로 제일 높으며 다음은 소양인군이 11.8%, 그리고 소음인군이 10.8%로 제일 낮게 나타났다.

누에추출물 복용 후의 혈당량 변화

		0	2주	4주	8주
공복 시 혈당					
태음인	약물	142.4 ± 32.5	123.3 ± 35.4(13.4)	120.3 ± 36.8(15.5)	133.7 ± 31.6(93.9)
	비약물	153.5 ± 42.7	140.7 ± 33.8(8.3)	135.4 ± 38.2(11.8)	144.8 ± 36.1(94.3)
소양인	약물	147.9 ± 32.6	132.3 ± 32.7(10.5)	125.7 ± 34.3(15.0)	135.9 ± 35.3(91.9)
	비약물	150.1 ± 40.2	141.5 ± 35.2(5.7)	131.3 ± 38.6(12.5)	142.6 ± 36.5(95.0)
소음인	약물	138.1 ± 30.7	130.9 ± 32.5(5.2)	126.7 ± 33.4(8.3)	133.3 ± 35.4(96.5)
	비약물	145.2 ± 32.5	138.4 ± 30.6(4.7)	134.8 ± 33.5(7.2)	139.2 ± 35.0(95.9)
식후2시간의 혈당					
태음인	약물	256.1 ± 58.4	215.8 ± 72.6(15.7)	192.7 ± 62.6(24.8)	223.4 ± 58.4(87.2)
	비약물	268.0 ± 68.2	236.5 ± 57.3(11.8)	212.1 ± 72.6(20.9)	246.5 ± 63.1(92.0)
소양인	약물	261.1 ± 62.8	230.8 ± 58.6(11.6)	210.4 ± 63.0(19.4)	233.6 ± 62.2(89.5)
	비약물	273.0 ± 67.4	245.3 ± 62.7(10.2)	230.1 ± 60.9(15.7)	246.5 ± 63.8(90.3)
소음인	약물	250.7 ± 66.1	223.6 ± 64.5(10.8)	214.1 ± 65.8(14.6)	227.1 ± 58.4(90.6)
	비약물	264.3 ± 65.2	237.1 ± 62.9(10.3)	223.6 ± 66.1(15.4)	240.9 ± 60.6(91.1)

복용 4주차 역시 태음인군이 24.8%로 제일 높고, 다음이 소양인군 19.4%, 소음인 14.6%의 순을 보여 태음인과 소양인군 간에는 차이를 볼 수 없었다. 비약물군의 경우 태음인군이 2주차에 11.8%로 제일 높으며 다음은 소양인군이 10.2%, 그리고 소음인군이 10.3%로 유의한 차이를 볼 수 없었고, 복용 4주차에서는 소양인군이 19.4%로 제일 높고, 다음이 태음인군 15.7%, 소음인 15.4%의 순을 보였다. 복용 종료 후 4주차에 측정한 혈당량의 회복에서는 태음인군, 소양인군 및 소음인군 모두 누에 분말 복용 직전의 혈당량으로 90% 정도 회복되었다.

미그리톨의 임상시험 성적을 참고로 비교하여 보면 우선 공복 시 혈당에서는 미그리톨의 경우 6.8~12.5%의 혈당강하효과를 나타내는 반면 누에분말을 4주일 복용한 경우는 7.2~15.5%로 미그리톨보다 약간 높게 나타났다. 또한 식후 2시간의 경우에도 미그리톨의 경우는 7.3~21.2%이지만 누에분말의 경우는 15.4~24.8%로 약간 높게 나타났다. 누에분말은 미그리톨과 같은 전문 의약품은 아니지만 미그리톨에 버금가는 혈당강하효과를 보이고 있다.

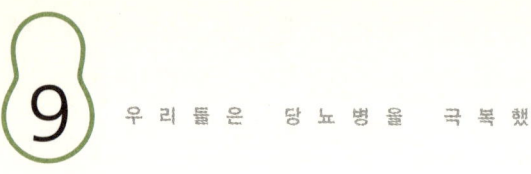

누에분말의 안전성

아직까지 누에분말의 안전성에 대하여 많은 질문을 받고 있어 추가적으로 간단하게 연구결과를 제시하고자 한다.

의약품 및 음식물의 독성 안전성 문제는 매우 중요하다. 최근 들어 일반 음식물에도 유독성 물질의 검출이 종종 사회문제로 제기되고 있다. 누에는 우리들이 오랫동안 건강식품으로 많이 먹어 온 번

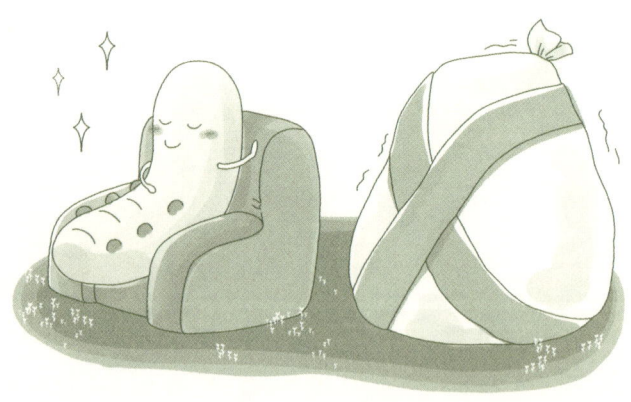

데기의 바로 전 단계의 유충으로 번데기 성분 외에 뽕잎의 성분으로 이루어져 있다. 그리고 선진국 일본에서도 나가노 지방 등지에서는 종종 누에를 먹어 왔다는 기록이 있으며, 인도를 제외한 동남아시아에서는 식용으로도 이용하였다는 기록이 있다. 더구나 중국에서는 호텔의 일급 요리로 제공되기도 한다.

실제로 누에는 성장과정에서도 결벽하기가 우리 인간보다도 더 심한 것으로 되어 있다. 홍만선의 『산림경제지 양잠편』에도 그런 대목이 보인다. 누에는 통곡하는 소리, 부르짖거나 성내는 소리, 욕지거리, 음담패설을 싫어한다. 그밖에도 불결한 사람이 곁에 오는 것을 싫어한다. 부엌에서 칼 쓰는 소리를 싫어하며 대문이나 창문 두드리는 소리 또한 싫어한다.

또한, 연기도 싫어하고 생선이나 고기 굽는 냄새도 싫어하며 비린내, 누린내에 사향 냄새까지도 싫어한다. 이렇듯 누에의 결벽은 예부터 대단한 것으로 여겨왔으며, 요즘에도 누에치기 전에 누에치는 도구를 비롯하여 누에치기방 등을 깨끗이 대청소하고 소독까지 한 후에 누에를 기르게 된다.

그리고 누에치기 전에는 절대 뽕밭에 농약을 뿌려서는 안 된다. 농약이 조금이라도 묻어 있는 뽕잎을 누에가 먹으면 누에는 그 즉시 토액과 함께 몸이 오그라져 죽게 된다. 어느 동물보다도 예민하기 때문에 한때는 안전성 검정용 실험곤충으로 이용하는 것을 연구하기도 하였다. 결국 누에의 청결성과 잔류농약의 문제는 전혀 없다.

누에분말을 먹었을 경우의 독성을 조사하기 위하여 SD계통의 랫트에 암수 각각 0 및 500mg/kg의 용량, 즉 60kg 성인의 경우라면

누에분말의 경구투여량에 따른 일자별 사망수('95, 한국화학연구소)

구분	투여량	일자별														
		0	1	2	3	4	5	6	7	8	9	10	11	12	13	14
암	0mg/kg	0	0	0	0	0	0	0	0	0	0	0	0	0	0	0
	5,000 mg/kg	0	0	0	0	0	0	0	0	0	0	0	0	0	0	0
수	0mg/kg	0	0	0	0	0	0	0	0	0	0	0	0	0	0	0
	5,000 mg/kg	0	0	0	0	0	0	0	0	0	0	0	0	0	0	0

※ 사망동물 관찰은 매일 1회 관찰하였음

1회 300g 정도의 양을 경구투여하고 사망률 , 일반증상, 체중변화 및 부검소견을 관찰한 결과 암수동물에 있어서 누에분말 투여에 기인한 사망동물, 일반증상, 체중변화 및 부검소견은 전혀 관찰되지 않았다. 그리고 누에분말의 반치사 투여량, 즉 LD_{50} 값은 암수 공히 5,000mg/kg 이상인 것으로 판단되었다.

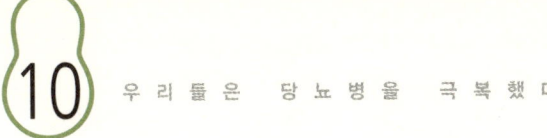

양잠산물의 혈당강하물질 함량비교

혈당강하물질인 1-데옥시노지리마이신(DNJ)이 어떤 양잠산물에 가장 많이 들어있을까 하고 많은 사람들이 궁금해 하고 있다. 양잠 산물의 종류는 매우 많지만 그 중에서 DNJ와 관련이 많은 뽕잎, 오디 및 누에분말을 비교한 결과는 아래 표와 같다.

주된 물질인 DNJ 이외의 다른 성분의 함량은 극히 적기 때문에 DNJ만을 비교한다면 양잠 산물의 종류에 따라 뽕잎 138mg, 오디 168mg, 그리고 누에분말 376mg이었다. 누에분말이 뽕잎보다 2.7배 정도 많다. 많은 사람들이 값비싼 누에보다 뽕잎을 이용하는 것이 저렴하지 않느냐는 질문을 한다. 결국 누에분말의 양보다 2.7배 정도 더 뽕잎을 먹으면 거의 같은 효과가 나지 않겠느냐는 것이다. 그러면 1회에 먹어야 하는 복용량이 너무 많기도 하지만 효율적이지 못하다. 그리고 DNJ만을 분리하여 이용할 경우에도 누에분말 대신에 뽕잎을 이용하는 것이 더 저렴한 것이 아니겠느냐고도 묻는다. 이것 역시 효율적이지 못하다. 원료 값보다도 추출비용이 차지하는

누에분말, 뽕잎, 오디의 혈당강하물질 함량(mg/200g powder)

성분	종류		
	오디	뽕잎	누에분말
DNJ(1)	168	138	376
Me–DNJ(2)	1.0	None	None
Gal–DNJ(3)	2.8	61	None
Gal–DNJ(4)	2.8	1.2	None
FAG(5)	3.6	37	25
Glc_FAG(6)	None	1.1	None
epi–FAG(7)	None	4.2	4.2
DAB(8)	2.4	11	13
Glc–DAB(9)	4.0	13	8.2
CAL(10)	3.6	5.2	None
Gal–CAL(11)	1.6	1.8	None
HNT(12)	2.0	None	None

비율이 높기 때문에 누에분말이 유리하다는 것이다. 결국 꿀벌이 이곳 저곳을 다니면서 모아온 꿀을 우리가 이용하듯이 누에가 뽕잎을 많이 먹고 누에 몸속에 DNJ를 모아 둔 것을 이용하는 것이다. 그러면 누에는 왜 자신의 몸속에 DNJ를 모아둘까 하는 생각을 하게 된

다. 아마도 누에는 몸속의 당 대사에서 DNJ의 영향을 받지 않아 에너지 이용에 문제가 없지만 새들은 혈당 상승이 억제되어 에너지 생성에 도움이 되지 않기 때문에 누에를 크게 좋아하지 않는 것 같다. 그래서 누에는 자신의 몸을 새들로부터 보호하기 위하여 DNJ를 많이 축적하는 것이 아니겠는가 추측하고 있다.

누에분말이 간 기능 개선에 미치는 영향

누에분말을 복용한 체험자들로부터 자주 듣는 얘기가 바로 간 기능의 개선이다. 실제로 간 기능의 개선효과를 알아보기 위하여 사염화탄소에 의해 유도된 간독성에 누에분말의 메탄올 추출물이 미치는 영향을 측정하려고 일차적으로 흰쥐의 간으로부터 직접 분리한 간세포를 24시간 동안 배양하였다.

그리고 사염화탄소 10mM로 독성을 유발시키면서 누에분말의

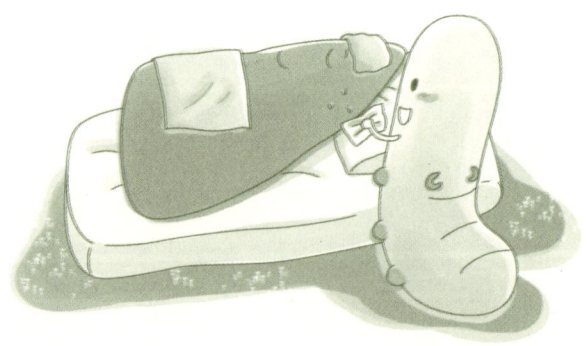

누에분말이 간 기능 개선에 미치는 영향

사염화탄소(CCl$_4$)	처리물질	약량	GPT(IU/L혈청)(%)
0	대조	0	29.1 ± 2.5(100)
10	양성대조	0	147.2 ± 3.8(0)
10	메탄올추출물	50	106.9 ± 3.2(34)
10	헥산추출물	50	170.3 ± 0.3(−)
10	CH$_2$Cl$_2$분획	50	104.9 ± 4.2(36)
10	부탄올분획	50	96.9 ± 0.5(43)
10	물분획	50	106.2 ± 0.9(35)

메탄올추출물을 50μg/mL의 농도로 동시에 첨가한 후 15시간 더 배양하였다. 이 후 간독성 회복 정도를 알아보기 위하여 배양액으로 유리되는 GPT활성을 측정하였다. 일차 배양한 흰쥐의 간세포에 사염화탄소로 독성을 유발시키면 거의 모든 세포가 괴사를 일으키나, 누에 추출물을 동시에 첨가한 경우에는 간세포괴사가 덜 되었음을 현미경으로 관찰할 수 있었다.

사염화탄소 처리로 인하여 간세포가 독성을 입게 되면, GPT효소가 배양액으로 유리되어 그 수치가 147.2±3.8(IU/L serum)로 증가되었다. 누에의 메탄올 추출물을 50μg/mL 농도로 처리할 때에는 GPT치가 106.9g ± 3.2(IU/L serum)로 감소되어, 누에분말의 메탄올 추출물은 34%의 간세포 회복효과를 나타냄을 알 수 있었다.

또한 누에분말 메탄올 추출물을 극성에 따라 핵산, CH_2Cl_2, 부탄올 및 물 분획과 같은 유기용매로 분획한 후, 각각의 분획물을 $50\mu g/mL$의 농도로 처리하여 간세포 보호활성을 검색하였다. 그 결과 핵산분획물은 효과가 없었고, CH_2Cl_2, 부탄올 및 물 분획은 GPT치를 감소시킴으로써 각각 36%, 43% 및 35% 간세포보호활성을 나타냄을 확인할 수 있었고, 유의성은 없었지만 부탄올 분획이 가장 높은 활성을 나타냈다.

누에분말이 변비개선에 미치는 영향

누에분말을 복용한 체험자들로부터 자주 듣는 또 다른 이야기 하나가 변비개선효과이다.

변비개선효과를 알아보기 위하여 실험동물 SD계 랫트에 1마리당 사료 2g에 청색색소 1mL를 첨가하여 장 통과시간을 측정하였다. 변비개선에 효과가 있다고 하는 뽕잎분말과 상백피도 함께 시험한 결과는 표와 같다.

장 통과시간은 대조군은 644.0분, 누에분말 투여군은 555.85분, 뽕잎 투여군은 512.15분, 상백피 투여군은 574.0분으로 뽕잎 투여군이 가장 빨랐다.

장 통과속도는 장의 길이를 통과시간으로 나누어 계산하였다. 대조군은 20.77mm/min, 누에분말 투여군은 26.07mm/min, 뽕잎 투여군은 29.11mm/min, 상백피 투여군은 25.05mm/min으로 뽕잎 투여군이 가장 빨랐다. 그렇지만 누에분말 역시 장통과속도가 26% 정도 빨라져 변비개선효과가 인정되었다.

잠생산물의 장관 통과 속도

구분	통과시간 (분)	소장(cm)	대장(cm)	통과속도 (mm/분)
대조	644.00 (100)	114.70 ± 6.51 (100)	19.05 ± 1.17 (100)	20.77(100)
누에분말	555.85(86)*	125.15 ± 6.80(109)*	19.75 ± 1.52(104)	26.07(126)*
뽕잎분말	512.15(79)*	127.83 ± 12.9(111)*	21.23 ± 2.39(111)*	29.11(140)*
상백피	574.00(89)*	123.95 ± 7.04(108)*	19.70 ± 0.60(103)	25.03(121)*

건강기능식품의 인체시험

2007년 7월부터 2009년 6월까지 전북대학교병원 기능성식품임상 시험지원센터에서 수행된 동결건조누에분말 인체시험의 결과를 간단하게 소개하면 다음과 같다.

본 시험은 공복혈당 증가를 보이는 피험자를 대상으로 4주간 동결건조누에분말 및 플라세보(위약)를 각각 투여하여 혈당 강하 효과를 평가하였다. 총 56명(남자 43명, 여자 13명)의 자원자가 본 연구에 참여하였으며, 이 중 53명이 인체시험계획서에 명시된 모든 절차를 수행하였다. 기초 방문에서 종료 방문까지 공복 시 혈당, 식후 30분, 60분, 90분, 120분 혈당, C-peptide, fructosamine, 공복인슐린, 식후인슐린, 시험제품 투여 전과 투여 4주 후 변화량에 대해 반복측정하고 분산분석을 이용해 각 투여군 간 차이를 비교하였다.

1차 유효성 평가 항목으로서 최고 혈당치 도달시점은 대체로 식후 60분이었으며, 제품의 투여 전과 투여 4주 후 식후 60분의 혈당 강하 효과만 본다면 통계적으로 유의적이지 않았다. 그러나 동결건조누에분말을 투여한 27명 중 16명에서 혈당 감소 경향을 보였으며, 이는 누에분말을 복용하면 식후의 혈당을 감소시키는 경향이 있는 것으로 생각된다.

2차 유효성 평가에서 투여 전과 투여 4주 후 비교 시 혈중 C-peptide 농도는 플라세보에 비해 동결건조누에분말군에서 통계적으로 유의하게 증가하였으며($p = 0.044$), 이외의 다른 항목에서는 통계적으로 유의적인 변화가 없었다.

기저치 혈당 110~119mg/dL 그룹(혈당이 정상치보다 약간 높은 군)에서는 누에분말 복용 후 공복혈당이 감소하여, 군 간에 유의적인 차이가 있었다($p = 0.03$).

인체시험용 제품 투여 전과 투여 4주 후 이상반응, 검사실 검사, 신체계측 및 활력증후 결과 등을 모두 종합하여 볼 때 임상적으로 의미 있는 변화가 없었으므로, 안전성에 큰 문제가 없는 것으로 판단하였다.

본 연구를 통해 통계적인 유의성을 살펴보기는 어려우나 일부의 피험자에서 혈당감소 경향이 나타나는 것으로 볼 때, 누에분말은 혈당 상승이 있는 사람들에게 혈당치를 감소시키는 경향이 있고, 다른 부작용이 없이 안전하여 혈당강하요법의 보조수단으로서 좋은 효과를 기대할 수 있을 것으로 판단된다.

그리하여 건강기능식품 인정에 필요한 인체시험은 2년이 소요되어 2009년 6월에 마쳤다. 인체시험의 선정기준상 반건강인을 대상으로 하고 있어 피험자 모집에 어려움이 많았다. 인체시험 결과보고서를 정리하여 7월 2일에 3차 심사 서류를 식약청에 제출하고,

7월 21일에 건강기능식품 심의회에 상정되어 기타기능 II로 인정이 결정되었으며, 8월 26일에 인정서가 발부되었다. 동결건조누에분말의 기능성으로 "혈당조절에 도움을 줄 수 있다"로 표시 가능하여, 홍보에 큰 효과를 얻을 수 있을 것이라 생각된다.

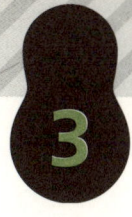

누에분말로 효험을 본
50명의 체험담

누에분말의 체험사례는 체험자의 의견을 존중하여 가급적
원본의 내용을 그대로 수록하였다.

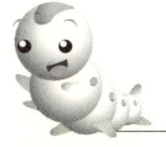

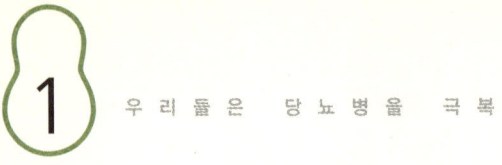

유전성 당뇨병이 지금은 합병증의 위험이 없다고 의사도 대 극찬

나카다(中田浩二)(64세, 愛知縣)

원래 우리 집안에는 당뇨병의 유전이 있어 나 자신도 10년 전에 그렇게 진단받았다. 그래서 약물 치료를 받기로 하였지만, 고혈당은 잘 개선되지 않았다. 운동요법을 하고, 빨리 걷기를 매일 40~50분 간 해도 공복 시 혈당은 200mg/dL, 식후혈당은 300mg/dL 정도의 상태가 계속되고 있었다.

누에분말은 99년 8월에 남자 친척으로부터 알게 되었다. 그 사람은 심한 당뇨병으로 인한 신부전 때문에 인슐린 주사와 함께 인공투석도 받고 있었다. 그런데 누에분말을 먹고 나서 혈당치가 정상 범위 내로 내려가고 인슐린의 양도 제법 줄었다고 하는 것이다. 「그렇다면 나도」라고 생각하고, 똑같은 「누에분말 정제」 건강식품을 주문하게 되었다.

이것은 정제형태의 제품으로, 1회 3정을 1일 3회, 병원의 약과 병행하여 복용하였다. 그리고 1개월도 되지 않아 기대처럼 성과가 나타난 것이다.

공복 시 혈당치는 90mg/dL 전후, 식후혈당치는 130~170mg/dL로 안정되었다. 또 혈당치와 함께 중요하다고 하는 헤모글로빈 A1c도 7.8%에서 6.3%로 내려갔다.

그뿐만이 아니다. 매우 높았던 중성지방치와 간 기능의 γ-GPT도 모두 함께 내려갔다. 혈액 중의 좋지 않았던 것이 전부 개선되었다. 이것도 역시 누에분말을 먹기 시작하고부터였다.

그런데 나는 5년 전, 안과의 질환으로 병원에 들른 적이 있다. 시계의 일부가 블랙홀과 같이 구멍이 생겨 보기 어렵게 되었다. 안과 의사의 진단을 받은 결과 망막에 구멍이 있다고 해서 레이저 수술을 받았다. 당뇨병이 진행되면 이 눈의 병이 재발할 염려도 있다. 그러나 지금으로서는 그러한 조짐은 없다. 누에분말이 예방 역할을 하고 있는 것이라 생각된다.

의사는 현시점의 검사 데이터를 보면 「잘 관리되고 있는 것 같으므로 이대로라면 합병증은 없을 것」이라고 말해 주었다. 물론 금후에도 누에분말은 계속 복용할 것이고, 최근에는 예전과 같이 당뇨병으로 고생하고 있는 사람들에게 개인적으로 추천하고 있다.

누에분말은 건강에 좋다는 것을 실감하였으므로 모든 사람들이 나와 같이 좋아진다면 좋을 것이라 생각한다.

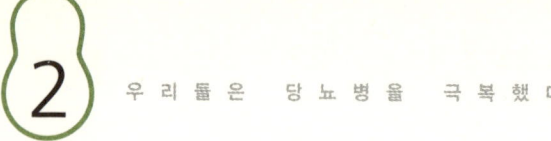

육류, 튀김, 술을 좋아하는 건강을 돌보지 않는 습관이 한순간에 해소

후지이(藤井信二)(63세, 大阪府)

배달업을 하고 있지만, 3년 정도 전부터 이상하게 피로감을 느끼게 되었다. 뭔가 하려고 해도 몸이 축축 늘어져서 참을 수가 없었다. 땀은 그 정도로 나지 않음에도 관계없이 수분을 섭취하고 싶어 참을 수 없는 상황이 2개월 정도 계속되고, 결국 아내에게 끌려 억지로 병원에 갔다. 병원에서는 신장과 간장 그리고 혈액검사 등을 하였다. 3일 후에는 재검사를 하고, 포도당부하시험을 받았다.

2시간 후에 혈당치가 405mg/dL로 당뇨병이라는 진단을 받아 1주일 교육입원하게 되었다. 당뇨병이 어떠한 병인가도 몰랐던 나는 그래서 비로소 당뇨병의 메커니즘과 합병증의 무서움 등을 알았다.

당뇨병을 공부하고 나니, 나의 생활은 문자 그대로 「당뇨병으로 돌진」이라는 것이었다. 고기요리는 매우 좋아하는 음식이고 튀김도 좋아한다. 술을 한 잔도 먹지 않는 날이 하루도 없었다. 회사에서 돌아오면서 한 잔 걸치고, 집에 돌아와서도 목욕 후 냉장고의 맥주에 손을 내밀었다. 쉬는 날에도 맥주를 마시면서 경마중계를 보는 것이 대부분의 일과였다.

교육입원이 끝나고 나서는 식사에 주의하였다. 고기는 가능하면 삼가고 야채 등을 충분하게 섭취하도록 했으며, 맥주는 이틀에 1병 정도를 지키기로 하고, 병원이 주는 약도 정해진대로 어김없이 복용하였다.

혈당치는 식후에 350 이상이었던 것이 220~230 정도로 변화가 있었다. 의사는 아직도 혈당조절이 나쁘다고 하였다. 그래서 나는 중국의 건강식품 「○糖○」라는 것을 3개월 간 시도하였지만, 아무런 변화가 보이지 않았다.

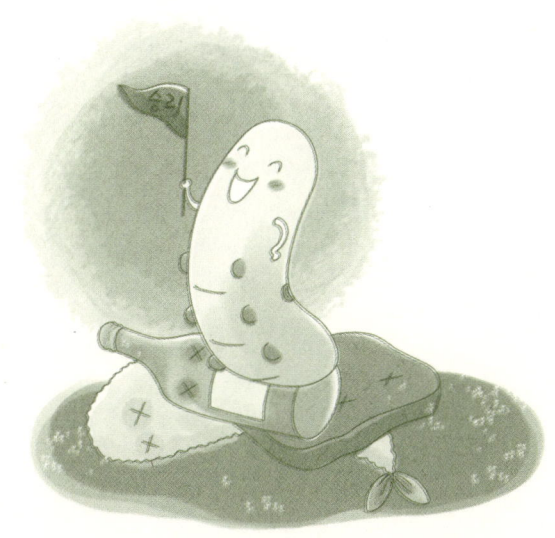

신문의 광고전단지를 통해 누에분말의 정제를 알고 먹기 시작하였더니 2개월째에 개선의 서광이 보였다. 식후의 혈당치가 172로, 당화헤모글로빈은 처음으로 10%를 밑돌게 되었다. 그리고 누에를 먹기 시작한 뒤 3개월째 검사에서는 혈당치가 130이 되어 놀랐다. 헤모글로빈도 9.6%에서 8.1%로 내려갔다. 비로소 의사에게 칭찬을 받았다.

　　의사는 「藤井씨의 노력이 가까스로 결과로 나타나기 시작하였어요.」라고 하였지만, 나는 누에분말의 정제를 먹은 덕분이라고 생각한다. 지금은 몸 상태가 매우 좋아져 하는 일까지 순조롭게 되었다. 지금까지 계속 늘려만 온 약량도 줄였다. 이 불황을 극복하는 데는 무엇보다 건강이 중요하다. 오랜 세월동안 건강을 돌보지 않던 자기 자신의 습관을 겨우 버릴 수 있었던 것 같다. 지금부터라도 식생활과 생활습관을 건전하게 하도록 노력하겠다. 이렇게 마음을 바꾸게 된 것도 누에분말의 덕분이라 생각한다.

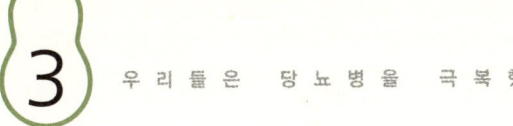

식사요법으로도 내려가지 않았던
혈당치가 지금은 130으로

후쿠이(福井達朗)(70세, 千葉縣)

정년까지 회사에 근무하였다. 관리직이라 의자에 앉아 있는 시간이 점점 길어지고, 밤에 교제모임도 늘어났다. 50세가 되고서부터 몸의 피곤함을 느끼기 시작하였고, 체중도 줄었다. 밤중에도 목에 갈증을 자각할 정도였고, 빈번하게 소변이 마려웠다. 근처의 진료소에서 진단을 받았더니 당뇨병이라고 진단되어 바로 약을 먹기 시작하였다.

혈당치가 공복 시에 250mg/dL나 되었던 것이다. 그 당시는 당뇨병이라는 것을 완전하게 알지 못하고 있었던 터라 그 수치가 어느 정도 심각한 것인지도 몰랐다. 의사의 설명을 듣고 건강잡지 등을 읽고서 조금씩 당뇨병을 알게 되었다. 원인과 자각증상, 합병증 등을 알고부터 자신의 상황도 확실히 자각할 수 있게 되었다. 그때부터는 「당뇨병에 좋다」고 말하는 식품은 적극적으로 먹게 되었다. 비파와 두릅의 눈, 뽕잎차, 곤약, 두부 등을 가능하면 섭취하였다. 아내도 당뇨병식의 책을 사서 조리에 신경을 쓰게 되었다.

운동은 그다지 할 수 없었지만, 이전에 비하면 나의 생활은 꽤 개선되었을 것이다. 10년 정도는 공복 시 혈당치가 250 전후로 변화가 있었지만, 60세를 넘기고 회사를 정년퇴직하고부터 또 다시 혈당치가 높아지기 시작하였다. 약을 쭉 먹고 있는데도 관계없이 250까지 올라가고, 헤모글로빈 A1c도 9.8%가 되었다. 그래서 약량이 증가하였다. 그동안에는 아침에 1정만을 먹고 있었지만, 아침 1정, 저녁에 1정이 되었다.

그 후 여러 가지 건강식품을 시도하였지만 이렇다 할 효과는 보이지 않았다. 그러던 어느 날, 신문에서 누에의 정제를 보고, 서둘러 시도해 보겠다고 구입하여 먹어 보았더니, 몸이 매우 가볍게 느껴졌다.

혈당치가 높을 때는 몸이 나른하여 무엇을 하기가 귀찮았지만, 누에 정제 덕분에 몸도 마음도 가볍게 되었다. 누에 정제를 먹기 직전의 검사에서는 공복 시 혈당치가 220이었지만, 3개월 후에는 130까지 내려갔다.

헤모글로빈 A1c는 9.4%에서 8.1%로 되고, 4개월째의 검사에서는 7.7%였다. 이 정도로 결과가 빨리 나올 줄은 생각도 못하였으므로 정말 황송한 오해였다.

누에 덕분에 인생이 밝아진 느낌이다. 다음의 목표는 헤모글로빈 A1c를 6%대로 내리는 것이다. 의사는 「지금의 혈당치를 유지하면 틀림없이 6%대가 됩니다」라고 하였다. 즐겁게 지내고 있다.

의존형 당뇨병. 누에분말 덕분에 인슐린의 감수성이 좋아져 인슐린의 양이 반감

미야기(宮城康夫)(32세. 兵庫縣)

나는 IDDM(인슐린의존형)으로 인슐린주사를 1일 3회 맞고 있다. 췌장에서 인슐린이 거의 분비되지 않아 인슐린 주사를 식전에 20단 위씩 맞고 있었다.

누에분말로 인슐린 양을 반감한 사람이 있어 나도 시도해 본 것이었다. 인슐린주사로부터 해방된다면 얼마나 좋을까 하고 막연하게 기대하고 시작하였는데, 누에분말을 먹기 시작한 뒤 3개월째 밤에 인슐린을 맞고 가벼운 현기증을 느꼈다. 저혈당 증상이었다. 혈당 간이측정기는 갖고 있지만 최근에는 귀찮아 그다지 잘 측정하지 않았다. 어느덧 혈당치가 내려간 것이다.

의사와 상담하고 나서 지금은 인슐린의 양을 반 정도로 줄이게 되었다. 인슐린 분비량은 이전과 변함이 없기 때문에, 아마 인슐린의 감수성이 좋아졌을 것이라는 것이다. 인슐린의 양이 반감한 것으로 뭔가 희망을 갖게 되었다. 완쾌될 것을 기대하며 더욱 더 계속해 본다.

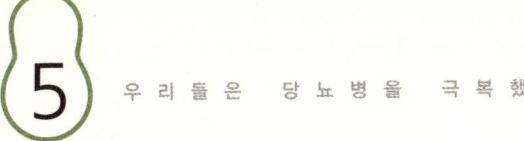

유전적인 당뇨병체질. 누에분말을 먹고 중성지방, 혈압이 저하돼 당뇨병 예방에 효과를 기대

마치다(町田美代子)(58세, 大阪府)

아버지를 당뇨병으로 돌아가시게 하였다. 유전적으로는 나도 꽤 당뇨병의 요소가 있다고 생각한다. 그렇지만 형과 누이는 모두 정상이어서 그렇게 걱정은 되지 않는다. 나는 식후의 혈당치가 160~180으로 좀 높다고 할 수 있다. 의사는 식사에 주의하여 아침저녁으로 가능하면 산보를 하라고 말하였다. 갱년기장애인 것인지 무언지 잘 모르겠지만 몸이 나른하고 일어나기 싫어 괴롭기 때문에 정기적으로 병원에 갔었다. 그래서 대개 1개월에 한 번은 혈액검사를 하였다.

반년 전부터 당뇨병을 예방하는 의미로 누에 정제를 먹는다. 당뇨병은 아니기 때문에 매 식후에 2정씩 먹고 있다. 누에가 좋다는 것을 먹기 시작하고 나서 3주일 정도에 느꼈다. 먼저 아침에 잠에서 깨어남이 상쾌하고, 「원기 활발 !!」이란 느낌이었다. 피부도 팽팽해지고, 윤기가 나는 것 같아 기뻤다. 6개월이 지난 지금도 혈당치에는 큰 변화가 없지만 혈액 중의 중성지방치와 간장의 기능이 좋아졌다.

중성지방은 230이었던 것이 140으로 내려가고, 혈압은 190이었는데 160대로, GPT는 42가 34로 되었다. 덕분에 한 번도 병으로 눕지 않고 정월을 맞게 되었다. 여러 가지로 좋은 결과가 나와서 혈당치에도 반드시 변화가 보일 것이라 믿는다.

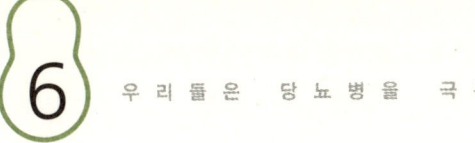

신장이식 후 고혈당으로 고통받고 있었는데 누에분말로 기적적인 회복

아사이(淺井由雄)(32세, 大阪府)

신증이라 진단받은 것은 1996년 9월이었다. 증상의 진행은 빠르고 아차 하는 사이에 신부전의 상태에 빠졌다. 반년 사이에 인공투석 후, 사는 길은 신장이식밖에 없다고 하여 이식수술을 받았다. 수술은 무사히 성공하였으나, 생각하지 않은 부작용이 나타났다.

새로운 신장을 정착시키는 약(스테로이드계의 면역억제제)이 혈당치를 이상하게 높여버린 것이다. 한때는 혈당치가 500을 넘었다. 체중도 72kg에서 56kg으로 격감하고, 나 자신도 눈을 의심할 정도로 수척하였다.

그래서 혈당치를 내리기 위해 하루에 2회 인슐린주사를 맞고, 식사제한도 실행했다. 신장의 약량을 서서히 줄이기도 하니까, 혈당치는 내려가기 시작하였다. 그래도 식후 혈당치는 250~300mg/dL의 상태에서 개선되지 않았다.

신장이식을 받은 사람은 90% 이상이 이 상태에서 당뇨병에 걸린다고 들으니 심각하게 괴롭고 초조하였다. 이러한 병상을 보다 못하여 아는 사람이 가르쳐준 것이 한국의 누에가루이다. 즉시 주문하여 복용하기 시작하였는데, 겨우 2주일 후에 확실하게 변화가 나타나기 시작하였다. 지금까지 250mg/dL에서 내려가지 않던 식후혈당이 210mg/dL까지 내려간 것이다.

정상범위보다는 아직 높지만 500mg/dL 이상이었던 때를 생각하면, 감동할 정도로 개선된 상태였다. 다만 이 누에분말은 문자 그대로 분말 형태로, 보관과 휴대가 불편하여 조금 먹기가 어려웠던 것이다. 그래서 수치의 개선에 안심하고 나서는 점점 먹지 않고 있었다. 그러자 즉각적으로 혈당치가 다시 상승하여 의사로부터「고혈당이 계속되면 신장의 부담도 크다」고 지적을 받았다. 그래서 당황하여 다시 누에분말을 먹기 시작하면서 식사와 운동요법에도 더욱 열심히 몰두한 결과, 혈당치는 역시 쑥 내려가서 2개월 후에는 200mg/dL 전후로 개선되었다.

그 후 나는 누에분말을 과립 모양으로 가공한「누에분말정제」라고 하는 일본제의 건강식품을 이용하게 되었다. 이것은 보관과 휴대가 편리하여 1일에 3회 간단하게 이용할 수 있다. 종래보다 규칙적으로 먹을 수 있게 되었기 때문인지 고혈당은 원활하게 개선되어 지금은 식후 혈당이 140mg/dL, 식전은 110mg/dL다.

매우 잘 컨트롤되어, 인슐린은 불필요하게 되었다. 체중도 65kg으로 회복하였다. 현재 나는 직장에 복귀하여 매일 건강하게 일하고 있다. 확실히 5년 전 병원의 병상 위에 있는 고목과 같았던 자신의 모습을 생각하면 지금의 상태가 믿어지지 않는다. 만약 누에가루를 만나지 못하였으면, 지금 나의 생활은 없었을 것이다.

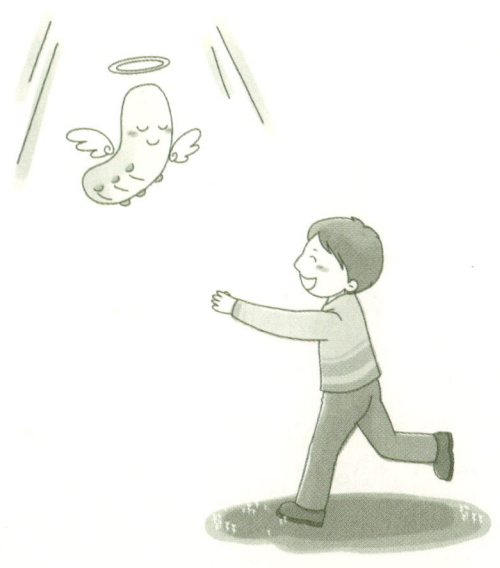

술을 좋아하는 남편의 혈당치와 간 기능 수치가 개선되었다

스즈키(鈴木敏江)(64세, 奈良縣)

남편은 젊어서부터 간 기능의 수치가 높았다. 의사가 주의하라고 하였지만 본인은 전혀 개의치 않고 늘 변함없이 술을 마셨다. 근처의 클리닉에 다니고 있기 때문에 나도 남편의 주치의와는 자주 만났다. 남편은 작년쯤부터 혈당치가 약간 높은 정도라고 했다. 의사가 나에게 식사에 신경을 쓰라고 하였지만 본인이 전혀 식사요법과 운동요법에 몰두도 하지 않아서 효과는 나오지 않고, 나도 하고 싶은 마음이 생기지 않았다.

그렇지만 반년 전부터 목의 갈증과 몸의 나른함을 느끼기 시작하고 당뇨병의 책을 읽고 나서부터는 「합병증이 무섭다」고 말하고 식사–운동요법에 진지하게 몰두하게 되었다. 술은 늘 변함없이 마시고 있지만 양은 조금씩 줄었다.

신문과 잡지에 소개되어 있는 건강식품에 관심을 갖고 여러 가지를 시도하였다. 그러던 때에 누에의 정제를 알고 먹기 시작하였는데,

복용 2개월만에 혈당치가 190mg/dL에서 160mg/dL로, 간장의 기능을 보이는 GPT는 80에서 45로 내려갔다. 다른 건강식품에서는 보이지 않았던 변화였기 때문에 나도 놀랐다. 어느 정도 남편의 체질에 딱 맞는 것이었다. 나도 흥미본위로 2정씩(1일 6정) 먹고 있는데, 변비가 치료된 것이 고맙다. 어쨌든 남편의 혈당치와 간 기능이 정상으로 돌아오기까지 누에에 목숨을 걸어보자고 생각하고 있다.

합병증의 진행을 막고,
매일 산보를 쾌적하게

사이토(齊藤篤子)(53세, 福岡縣)

3년 전부터 당뇨병이라고 하여 약을 계속 먹고 있다. 약을 먹기 시작했을 때는 혈당치가 200mg/dL를 넘지 않았지만, 최근 1년은 계속 200mg/dL 이상이었다. 게다가 눈의 망막에 장해가 있었다. 1회만 레이저로 출혈을 멈추었지만, 망막증의 진행이 제일 큰 걱정이었다. 요에 단백이 소량 나오고 있어 신장에도 손상을 받은 것 같았다.

누에분말의 연구소에 문의하여 보아도, 누에분말에 의해 망막증과 신장장애가 일어났다고는 할 수 없다는 것이었다. 누에를 먹어보는 것이 고민되었다. 합병증을 낫게 할 수 없더라도 진행을 막아줄 수 있을 것이라는 기대를 하고 먹기 시작하였다. 누에분말을 먹기 시작하기 직전의 혈당치는 250mg/dL나 되었지만, 지금은 180mg/dL 이하로 안정되었다. 눈도 신장도 그로부터 악화되지 않았다. 먼저 하나는 안심이다.

약의 경우 2년 정도로 효과가 약해지기 때문에 누에분말도 그와

비슷할 것이라 걱정하였다. 그렇지만 지금은 납득할 수 있는 효과를 실감할 수 있었기 때문에 만족하고 있다. 게다가 아침저녁 산보가 일과가 되어 몸도 가볍게 되었다. 요즈음은 남편도 「예방을 위한 것이다」라 하고 1일 1만2천보를 목표로 사이좋게 걷고 있다. 당뇨병을 계기로 부부가 건강에 관심을 갖고 이렇게 둘이서 걷는 시간을 갖게 되었기 때문에 병도 나쁜 것만 있는 게 아니구나하고 애정 어린 감탄을 하고 있다. 내가 실명하거나, 계속 자리만 보전하고 있으면 큰일이기 때문에 지금의 건강을 꼭 유지하도록 열심히 노력하고 있다.

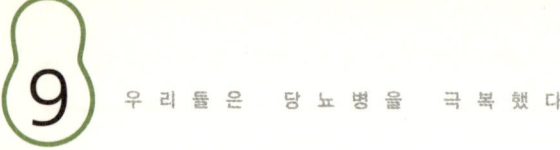

혈당치가 내려갔다 하여 방심하지 않고 착실하게 계속함

노다(野田龍彦)(46세, 大阪府)

당뇨병이라는 말은 늘 들어보았지만, 설마 자신이 당뇨병에 걸린다고는 생각해보지 않았다. 지금까지 병 같은 병도 걸려본 적이 없을 정도로 건강하여 자신의 몸을 과신하여 왔다고 생각한다. 건강잡지와 광고전단지에 잘 게재되어 있는 「자기 체크표」 등을 보면 뭔가 어딘지 생각이 드는 점이 있어 1998년 8월에 병원에서 검사를 받았다.

밤에 자고 있을 때에 발이 아프기도 하고, 괜히 목이 말라 밤중에 물을 마시기도 했지만 자연현상이라고 생각하고 대단한 것이 아니라고 마음에 두지 않았다. 그러나 검사결과 의사는 「완전한 당뇨병이다」라고 하였다. 식전의 혈당치가 165mg/dL이고 헤모글로빈 A1c는 8.5%였다. 병원에서의 식사지도와 운동처방에 따라 운동에 몰두하였지만 좀처럼 결과가 나오지 않고, 10월에는 더 이상 참지 못하여 누에분말을 먹기 시작하였다. 복용 후 40일째에 혈당치152, 헤모글로빈 A1c 8.3%, 복용 후 70일째에 혈당치 130mg/dL,

헤모글로빈 A1c 7.8%로 되었다. 의사는 「혈당 컨트롤이 아주 원활하게 되고 있다. 이런 정도로 산뜻하게 개선되는 케이스가 드물다」고 칭찬하였다.

이것으로 긴장이 풀려서 연말연시에는 종전처럼 술을 먹고, 식사는 불규칙, 운동도 한번 중단하였더니 귀찮아져서 결국 게으름을 피우게 되었다. 누에의 정제도 연말부터는 복용하지 않았다. 신년 1월의 검사에서 다시금 혈당치가 160mg/dL대까지 올라가고 말았다. 나는 침울하였다. 그러나 1월 하순부터는 심기일전, 식사와 운동에 신경을 쓰고, 누에도 다시 먹었다. 2월의 검사결과를 걱정하면서 들었는데, 뜻밖에도 혈당치가 다시금 내려가고 있다는 것이다. 헤모글로빈 A1c는 8.2%로 그다지 변함이 없었다.

자신의 체질은 당뇨병이 걸리기 쉽다고 하는 것을 잘 알게 되었다. 이로부터는 혈당치가 조금 내려갔다고 하여 결코 터무니없는 일하지 않고 건강에 신경 쓰는 일에 노력하겠다고 생각하고 있다.

누에 덕분에 손발의 저림이 해소,
혈당치도 완전히 정상으로

송동술(72세, 大阪府)

나는 올해 72세이지만, 당뇨병은 35세에 걸렸다. 부끄러워하면서
한때는 생활의 불섭생(건강을 돌보지 않는 습관) 때문에 합병증이

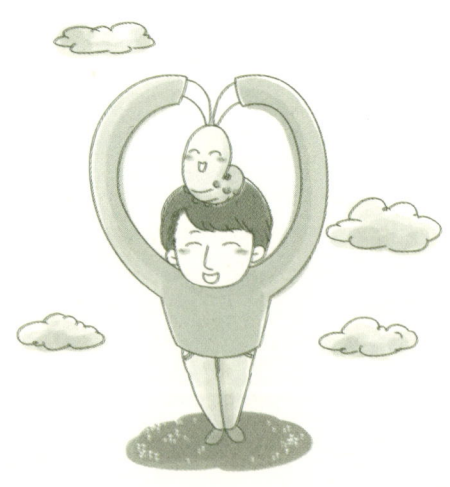

상당히 진전되고 말았다. 30대 후반에 당뇨병이라는 진단을 받았지만, 건방진 성격의 나는 그다지 상관하지 않고 식생활의 개선도 특별히 하지 않고 있었다. 그 때문에 신장은 172cm인데 40세를 넘기고는 체중이 90kg 가까이로 늘어났다. 60세대에 들어서서 눈, 치아, 심장, 신장의 상태가 나빠지고, 혈압에 이상이 생기고, 손발 저림도 시작한 것이다.

그 이후, 10년간 12회 입원하고, 8번이나 수술을 받았다. 다만 혈당치는 그 동안 높은 그대로였고, 4년 전에는 혈당치를 측정하는 기계가 숫자 보이는 방법을 잊어버린 것처럼 「H」(high = 높다)라는 문자만을 표시해주게 되어 있었다. 그 당시는 심한 녹내장 때문에 눈은 보기 힘들었고, 손발은 저리고, 손가락을 오그리고 펴는 것도 매우 곤란할 정도였다.

그래서 당뇨병전문병원에 1개월간 입원한 결과 식후 2시간의 혈당치가 220mg/dL, 식후 3시간의 혈당치가 160mg/dL까지 개선되었다. 퇴원 후에도 식사-운동요법과 약을 병용하여, 매주 병원에서 운동전과 1시간 운동 후의 혈당치를 기록하도록 한 것이다. 그러나 생각하는 만큼 성과는 높지 않았다. 식후 1시간 반의 혈당치는 200mg/dL, 1시간 운동 후의 혈당치는 150mg/dL 전후에서 내려가지 않았다.

아는 사람으로부터 「누에분말이 좋다」는 이야기를 들은 것은 이때이다. 한국에서는 누에는 민간약으로 알려져 있고, 최근에는 혈당치를 내리는 작용이 과학적으로 실증된 것 같다. 그래서 시도해 보고자 「누에분말정제」라고 하는 건강식품을 재작년 12월부터 먹기

누에분말 이용 후 나의 혈당치는 순조롭게 개선

시기	식후 혈당치	1시간 운동 후 혈당치(mg/dL)
1998년 12월 22일	254(식후 1시간 10분)	222
1999년 1월 6일	187(식후 1시간 50분)	140
1999년 1월 20일	149(식후 1시간 30분)	84
1999년 2월 3일	140(식후 1시간 35분)	97
1999년 2월 26일	193(식후 1시간 30분)	113
1999년 3월 17일	145(식후 2시간)	73

시작하였다. 그 이후 혈당치의 변화는 표로 소개드린다.

처음부터 아는 대로 누에분말을 먹고부터 혈당치는 서서히 낮게 억제할 수 있게 되었다. 3개월 후에는 식후에도 200mg/dL를 넘은 적이 없었다는 것이다. 운동 후의 수치는 다소 오르내림이 계속되어 도 2단위로 안정되도록 하였다. 병원의 약도 이 기간 동안 복용하고 있었지만, 누에분말을 먹기 시작하고 나서 고혈당이 개선되었다는 것은 나 자신이 확실히 실감하고 있다. 혈당치를 정확하게 컨트롤하 게 되고 나서 손발의 저림도 해소되기 시작하였다. 오그리고 펴는 데도 아팠던 손가락이 지금은 자유자재로 움직인다. 이와 같이 고통 스러운 합병증이 잘 나은 것이 나에게 가장 기쁜 것이다. 물론 현재 도 나는 누에분말로 혈당치의 관리에 도움을 받고 있으며, 만족한

성과를 얻었다. 나의 체험담이 같은 병으로 고생하고 있는 많은 사람에게 참고가 되었으면 한다.

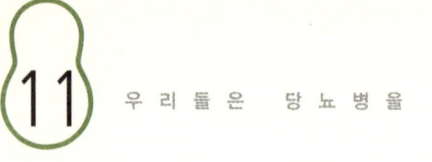
누에분말로 헤모글로빈 A1c가 저하, 내장의 활력도 살아나 권태감 일소

니시야마(西山婦時子)(65세, 兵庫縣)

예전에 혈당치가 260mg/dL까지 상승하여 당뇨병이라고 진단되었을 때는 식사와 운동요법을 실행하는 것으로 간신히 정상치로 되돌릴 수 있었다. 그런데 재작년의 일인데, 심한 오십견에 걸려서 통증과 쑤심 때문에 밤에도 잘 수가 없었다. 팔이 움직이지 않아 식사도 못하고 옷도 갈아입을 수가 없는 상태가 되어 버렸다. 그 때문에 혈당치를 컨트롤하려고 평소 복용하고 있던 당뇨병 약도 생각처럼 복용할 수없게 되었다. 이것이 계기가 되어 혈당치가 다시 올라간 것이다.

그렇지만 어렵게도 이번에는 좀처럼 내려가지 않았다. 약을 다시 먹기 시작하고 식사와 운동요법을 열심히 하여도, 혈당치 260mg/dL, 헤모글로빈 A1c는 10.1% 전후에서 개선되지 않았다. 그러한 때 신문에서 눈에 띈 것이 누에분말의 기사였다. 누에분말이라고 하면 먹는데에 저항이 있는 사람이 있을지 모르겠다. 그렇지만 그 때의 나는 뭔가 병을 고치고 싶어 필사적이었다. 절반은 도박으로 「누에분말정제」를 주문시킨 것이다.

실제로 먹어보았더니 한방약과 같이 약간 흉하지만 특별한 어려움은 없었고 무엇보다도 정제였기 때문에 이 정도라면 계속할 수 있다고 느꼈다. 그리하여 한 병을 다 먹었을 때쯤 뭔가 몸 상태의 변화를 느꼈다. 말로 하면, 몸의 내부에서 원기가 솟아나는 느낌이 있고, 내장의 활력이 증가하는 느낌이 있었다고 할 수 있다.

실은 나는 7년 정도 전에 심장병으로 수술을 받은 적이 있다. 수술은 성공하였는데 심장이 약해진 것인지 늘 피곤하고, 권태감을 잘 느꼈다. 그렇지만 누에분말을 먹고 나서 그러한 고통이 일소된 것이다. 예를 들면 볼링을 마음 놓고 즐긴 후(물론 상당한 체력을 이용)에도, 집에 돌아와 푹 자고 나면 피로가 싹 풀렸다. 이전의 나였다면 다음날까지 피곤함이 남고 무엇을 하려는 기력도 솟아나지 않았다. 정신을 집중해야하는 바느질 일이라도, 몸이 피곤하지 않은 것은 물론, 눈이 희미하게 보인 적도 없다. 그래서 바늘구멍에 실을 끼우는 것도 할 수 있다. 단지 혈당치 쪽은 지금의 경우 극적으로 내려갔다고 하는 것은 아니다. 아직 200대의 절반 정도이다. 한편 헤모글로빈 A1c는 7.8%로 내려갔다. 의사는 이 수치가 내려간 것은 끊임없이 생활을 잘 관리해온 증거라면서 칭찬해 주었다. 병원의 약과 식사-운동요법도 물론이거니와 누에분말도 우수한 힘이 반드시 있을 것이다. 무엇보다도 내 몸의 내장에서 원기가 용솟음치는 듯한 것이 그 증거라고 생각한다.

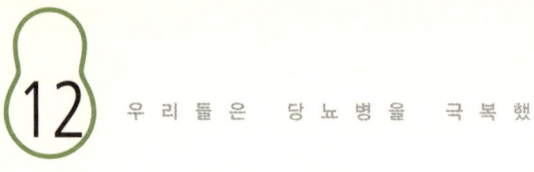

간장약의 부작용으로 올라간 혈당치가 누에의 덕분에 내려가 안정. 변비도 해소

오오가와(大河하마)(58세, 東京都)

나의 경우 혈당치가 올라간 계기는 간장병으로 입원했을 때 사용한 약의 부작용이었다. 본래 의사로부터는「이 약은 혈당치를 올라가게 할 수 있으므로 주의해서 사용해야 한다」는 말을 들었던 것이다. 복용하고 1개월 후 예측한대로 혈당치가 400mg/dL로 상승하고 말았다. 간장병 약은 그만둘 수 있는 형편이 아니었다. 그래서 혈당치 상승을 억제하는 약도 병용하게 된 것이다.

이렇게 하여 그럭저럭 약의 힘으로 혈당치의 상승을 억제하고 있는데, 재작년 말 감기에 걸리고부터 또 고혈당상태가 되어 버렸다. 감기 때문에 미각, 후각을 거의 느끼지 못하게 되어 이비인후과에 가서 코에 약을 주입했다. 그런데 뭔가 그 부작용으로 또다시 혈당치가 올라가고 말았다. 병을 치료하기 위한 약 탓으로 그렇게 되니, 정말 마음이 울적해졌다.

그래서 몸에 부담을 주지 않고 증상을 좋게 하는 것은 없을까 하고 찾고 있을 때 책에서 읽은 것이 누에분말이었다. 누에가 혈당치를 내리는 데 좋은 것은 처음 알았지만 여하튼 병을 낫게 하는 것이라면 무엇이든 시도해 보려고, 지푸라기에라도 매달리려는 생각으로 누에분말을 주문하였다. 그것이 1년 정도 전의 일이다. 누에분말이라 해도 입상으로 가공하여 가볍게 매일 먹을 수 있었다. 단지 먹기 시작한 당시는 별로 변화를 느끼지 못하였다. 그러다 두 병째를 다 먹었을 때쯤 혈당치의 불규칙함이 없어졌다는 것을 깨닫게 되었다. 이전에는 외식에서 너무 많이 먹기라도 하면 식후 혈당치가 200mg/dL를 넘는 경우도 있었다. 그러나 누에분말을 먹게 되고 나서 그것이 110mg/dL 정도로 억제되는 것 같았다. 또 병원에서 받은 약은 효과가 있거나, 때로는 저혈당상태로도 되었지만 그것도 최근에는 일어나지 않았다.

또 하나 누에분말을 먹기 시작하고 심한 변비가 해소된 것도 매우 기쁜 일이다. 이전에는 3~4일 동안 없었던 적도 있었다. 그렇지만 소량밖에 나오지 않았는데, 그것이 최근에는 매일 규칙적으로 배변이 된다. 그렇지만 1회가 아니고, 식사 후에는 반드시라고 하는 느낌이다. 매일 상쾌하게 배변하고 있다는 것은 정말 기쁜 일이다. 현재도 병원에서 간장의 약과 혈당치를 억제하는 약은 계속 받고 있다. 정직하게, 지금까지 다른 여러 가지 건강식품을 시도하였지만, 지금까지 좋은 효과를 실감할 수 있었던 것은 처음이다. 「이것은 쭉 계속할 것」이라고 하는 것이 솔직한 기분이다.

누에분말을 먹고 공복 시 혈당치가 178mg/dL에서 130mg/dL으로 저하. 그뿐일까. 중성지방도 개선

후지시타(藤下嚴次) (77세, 和歌山縣)

지금부터 5년 정도 전, 병원에서 위궤양의 치료를 받고 있는 동안에 혈당치가 높아 당뇨병이라는 것을 알게 되었다. 그래서 약물요법을 받게 되어 고혈당 개선에 점점 성과가 있었다고 생각한다. 그렇지만 수치가 쑥 내려가지 않는 것이 걱정이었다. 또 다른 것으로 중성지방치가 높은 점도 신경이 쓰였다. 양쪽 모두 혈액의 상태가 좋지 않다는 것을 보여주고, 언젠가 큰 병의 원인이 될 것이라고 조금씩 걱정이 되었다. 그래서 반년 정도 전 책에서 읽은 누에분말의 건강식품인 「누에분말정제」에 관심을 가졌다. 한국에서는 당뇨병에 대한 효과가 매우 연구되어 있는 것 같았다. 「이렇게 좋은 것이 있었나」하고 주문하여 아침, 점심, 저녁에 4정씩 먹게 되었다.

나는 매월 병원에서 혈액검사를 받고 있고, 그 수치의 변화를 보면 확실하게 누에분말을 먹은 이래 혈당치와 중성지방은 서서히 개선되었다. 누에분말을 먹기 시작할 즈음의 공복혈당치는 178mg/dL, 중성지방치는 215였다. 그것이 가장 최근의 검사결과로 공복 시 혈당치는 130mg/dL, 중성지방치는 155인 것이다. 엄밀하게 말하면, 이것도 확실히 정상범위 내에서 약간 높은 편이다. 그러나 한 때를 생각해보면, 매우 잘되었다고 생각한다. 주치의에게 진단받아도 「이 정도의 수치라면 나쁠 것은 없습니다」라고 하여 조금 안심이었다. 누에분말을 먹고 있는 사이에도 병원의 약은 복용하고 있었다. 양쪽을 동시에 먹는 것으로 몸에 안 좋은 증상이 나타나지는 않았다. 누에분말에 들어있는 성분은 몸에 있어서는 역시 안전한 것이다.

　나는 지금까지 건강식품은 거의 먹어본 적이 없고, 그다지 흥미도 느끼지 못한 편이었다. 이렇게 좋은 것은 없다고 생각했다. 물론 지금부터라도 몸의 상태유지를 위해서 매일 계속하여 먹을 것이라 생각하고 있다.

뇌경색으로 몸을 생각처럼 움직일 수 없는 당뇨병으로. 누에분말을 먹은지 10일로 놀랄 정도의 효과

와타나베(渡邊一美)(67세, 福岡縣)

내가 누에분말을 먹기 시작한 것은 지금으로부터 2개월 전의 일이었다. 어떤 신문에 실려 있는 「누에를 먹으면 혈당치가 내려간다.」고 하는 기사를 보고 바로 먹어 본 것이었다. 나는 4년 전에 뇌경색으로 쓰러진 이래 발이 생각처럼 움직이지 않게 되어버렸다. 그로 인하여 극도의 운동부족이 되고 그것이 원인이 되어 당뇨병에 걸려버린 것이다.

몸을 움직이는 것이 혈당치를 내리는 가장 좋은 약이라는 것을 알고도 나는 그렇게 하지 않았다. 그래서 녹차, 한방약, 건강식품등 당뇨병에 효과가 있는 식품은 어떤 것이라도 시도하여 왔다. 어느 것도 반년 이상 계속하였지만, 특별하게 효과를 실감한 것은 없었다. 그래서 누에분말도 아닐 것이라고 생각하면서 먹기 시작하였던 것이다.

먹는 방법은 아침, 점심, 저녁 3회 식사 후에 3정씩이었다. 「누에분말을 먹는다」고 하면 기분이 나쁘다고 생각될지 모르겠지만 정제로 되어 있는 것을 삼키기 때문에 특별한 저항은 없었다. 누에분말을 먹기 시작한지 10일 후 마침 병원에서 검사가 있고 혈당치를 측정하였다. 그러자 전회 146이었던 것이 84로 내려간 것이 아닌가. 단 10일로 62나 내려간 것이 정말 놀라웠다. 누에분말을 먹기 시작하여 1년 지난 지금도 나의 혈당치는 80~115mg/dL로 안정. 누에분말에 정말 감사하고 있다.

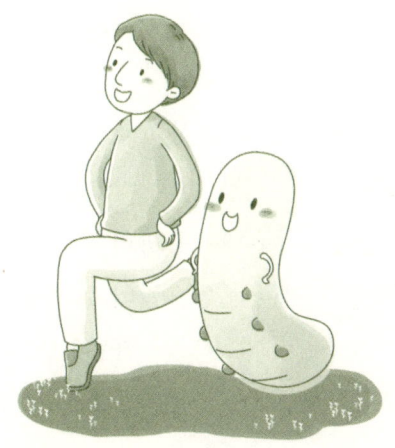

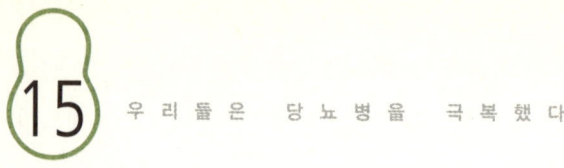

6년간 복용한 약을 끊고, 지금은 식사, 운동요법만으로 혈당치를 컨트롤

하시모토(橋本さちょ)(67세, 東京都)

7년 전에 잇몸의 고름덩어리를 수술하였다. 잇몸을 28바늘이나 꿰맬 정도로 크게 절개하여 고름을 빼내었다. 5일 정도 입원하여 수술 후의 경과도 순조로웠지만 급격하게 혈당치가 올라간 것이었다. 의사는 왜 혈당치가 급상승한 것인지 알 수가 없다면서 고개를 갸웃거렸다. 수술에 의해 정신적인 스트레스를 느꼈기 때문인지, 화농방지와 감염예방약 탓인지 알 수가 없었다. 여하튼 그로 인해서인지 나의 당뇨병 생활이 시작된 것이다.

최초에는 병원의 「당뇨병 교실」에 다니면서 당뇨병에 관한 공부를 하였다. 「교실」에서는 당뇨병의 원인과 합병증의 종류, 운동과 식사요법의 방법, 인슐린주사 사용방법 등을 들었다. 나는 인슐린을 사용하지 않았지만 언젠가는 인슐린의 신세를 질지도 모른다는 무서움이 있었다. 혈당을 내리는 약도 가능하면 먹고 싶지 않았기 때문에 인슐린주사 등은 생각하는 것만으로도 싫었다,

그러던 때에 신문의 광고 전단지를 보았고 1998년 6월부터 누에의 신세를 지고 있다. 누에를 갈아서 정제로 만든 식품이라고 듣고 처음에는 도대체 얼마나 징그러운 식품일까 하는 불안이 있었지만 샘플을 받아 보았더니 예쁜 녹색의 정제로 전혀 위화감 없이 먹을 수 있었다. 혈당치는 매월 한 번 병원에서 측정하는데 누에의 정제를 먹기 시작한 뒤 5개월 정도는 어떠한 변화도 없었다. 공복 시 혈당 190mg/dL가 2년 정도 계속되었기 때문에 아침에 1정만 복용하고 있던 약을 저녁에도 1정 먹게 되고 말았다. 「역시 무리한 것이구나」하는 생각을 하기 시작한 11월의 검사에서 겨우 혈당치가 내려가기 시작하였다. 12월에는 약을 원래대로 1정으로 되돌렸다. 그리고 2000년의 1월에는 공복 시 123mg/dL까지 내려가고, 6년 이상 상복해온 약도 끊게 되었다. 약을 중단한 것으로 약간 혈당치가 올라갔는데 식사, 운동요법으로 충분히 대처할 수 있는 범위 내의 것이라 열심히 대응하고 있다. 지금으로서는 합병증이 아무 것도 나타나지 않았다. 긴장을 늦추지 않고 당뇨병과 잘 교제해가고 싶다고 생각한다.

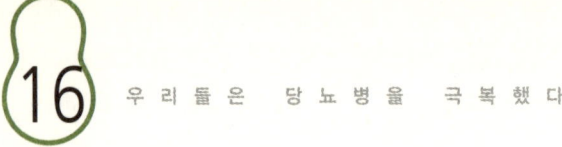

당뇨병이라 진단을 받고 2년 후에 안저 출혈. 실명도 각오하였지만, 누에 덕분에 반전하여 정상치로

하루야마(春山健二)(48세, 群馬縣)

외근 영업직이라 하루에 걷는 시간이 1~2시간은 족히 된다.

그래서 40세를 넘겨도 아직 다리와 허리랑 건강에는 자신이 있었다. 어느 날 일요목수를 하고 있는데 톱으로 손을 크게 잘려서 치료를 받았다. 상처 자체는 그다지 큰 것은 아니었는데 좀처럼 낫지 않고 상처 받은 왼쪽 팔 전체가 부어왔기 때문에 균이 들어갔을 가능성도 있다고 하여 혈액검사를 받았다. 우연이지만, 그 때에 혈당치가 매우 높다고 지적되었다.

외과에서의 치료와 함께 내과에서도 당뇨병의 치료를 받게 되었다. 내과에서 달콤한 액체를 마시고서 1시간 후 230mg/dL, 2시간 후 217mg/dL로 비의존형의 당뇨병이라 진단되었다. 의사로부터 먼저 주의해야 할 생활상의 문제를 듣고 당뇨병에 관해서 기본적인 것도 이 때에 비로소 알았다. 당뇨병이라 진단받고서는 약이 나오는 것만 생각하고 있던 나는 「식사요법」을 듣고 맥이 빠졌다. 약을 먹지 않고도 치료할 수 있는 「병」 같지 않은 병에 걸렸다는 건방진 생각에 빠져 꽤 낙관하고 있었던 것이다.

이러한 달콤한 생각을 갖고 있던 내가 쇼크를 받은 것은 2년 후의 일이다. 눈이 침침해 잘 볼 수가 없어 안경이 맞지 않는 것이라 생각하고 안과에서 검사를 받았는데 안저에 출혈의 흔적이 보이고, 이대로 방치하면 실명의 위험도 있을 수 있다고 하였다. 뜻밖의 일이 되고나서 당황하여 성실하게 「식사요법」에 열중하게 되었다.

생각을 바꾸는 데까지 2년간, 식사에 주의한 것은 최초의 1~2주일만이고 그 후에는 이전과 아무것도 변하지 않은 생활이었다. 영업으로 나다니고 있을 때는 식사 시간이 불규칙한 데다 거의 외식이다. 나는 처에게 부탁하여 가능한 한 도시락을 싸서 수시로 공원의 벤치에서 점심을 먹기도 했다. 병원에는 월 1회씩 갔고, 정기적으로 검사를 하고 있었다. 식생활에 주의하여 4년 가까이 노력한 결과 공복 시 혈당치는 180mg/dL였던 것이 140mg/dL 정도가 되었지만 정상치까지 내려간 적은 한번도 없었다.

그래서 나는 누에 건강식품을 섭취하게 된 것이다. 여름도 끝났을 때쯤 잡지에서 비로소 알게 되었는데, 임상시험 데이터가 확실하게 나와 있었고, 특허를 갖고 있는 것이 한국정부라는 것에 신뢰하고 먹기 시작하였다. 즉시 효과가 나타나는 것으로 생각하고 기대하였지만, 2개월 지나도 3개월 지나도 이렇다 할 변화가 없었다. 여하튼 반년 이상은 계속하여 먹어보자 하며 먹었더니 신년 1월의 검사에서는 공복 시 혈당이 120mg/dL대로 되었다. 그러나 헤모글로빈

A1c는 전월에 비해 0.2%밖에 내려가지 않았기 때문에 아직 안심은 할 수 없었다.

　2월은 일의 형편이 여의치 못해 검사를 받지 못하였다. 3월의 검사에서 겨우 나는 안심을 하였다. 공복 시 혈당 114mg/dL, 헤모글로빈 A1c는 5.9%로 거의 정상치가 되어 있었던 것이다. 5월까지 누에 건강식품을 먹고 있었는데, 현재는 견의 분말「실크파우다」라는 것을 먹고 있다. 그것(누에분말) 이래 혈당치가 상승하지 않아 안정하고 있어 안심하여 기쁘다. 나는 완전히 실크의 파워에 반해서, 뽕잎차에 실크파우다를 녹여서 마시고 있으며, 상의와 양말까지 실크제품을 사용하고 있다. 옛날 사람이 품을 들여서 생산하여 온 것은 역시 좋은 것이 많다. 앞으로도 누에와 실크의 신세를 질 생각이다.

17

우 리 들 은 당 뇨 병 을 극 복 했 다

여러 가지의 건강식품을 시도한 끝에 만난 누에분말. 나의 체질에 안성맞춤

다토코로(田所眞美)(57세, 神奈川縣)

엄마 쪽의 친척에 당뇨병이 많고, 체질이 엄마를 많이 닮은 자신도 예외는 아닐 것이라 생각하고 있었는데, 50세를 넘기고 나서 실제로 혈당치와 함께 혈압과 중성지방까지 부쩍부쩍 올라갔을 때는 역시 침울하였다. 고혈압의 약은 먹고 있었지만, 그 이외는 식생활의 개선에 몰두하고 있었다. 체질도 개선할 겸 한방약으로 신문, 잡지에 소개되어 있는 건강식품 등을 이제 3년간 12종류 정도 시도하였다. 같은 시기에 3종류나 먹은 시기도 있었다. 1개월분에 4천 엔 정도인 것도, 7만 엔이나 하는 것도 있었다. 손에 닿는 대로 2~3개월은 시도하였지만 효과가 확실하지 않아 거의 중지하고 말았다.

누에의 정제도 먼저 3병만 시도해 보려고 시작하였다. 2개월 후, 2병을 다 먹고 검사에서 혈당치가 15 정도 내려가서 130mg/dL가 됐고, 중성지방도 232(정상치는 55~150)에서 50이나 내려갔다. 3개월째의 혈압검사는 혈압 약을 먹지 않고 받아 보았는데, 정상치가 되어 있었기 때문에 나만이 아니고 병원의 선생님도 놀랐다. 혈액검사의 수치가 내려갔을 뿐만 아니라 얼굴과 수족의 부종이 잡히고, 끈질긴 편두통도 없어지게 되었다. 누에가 나의 체질에 꼭 맞았던 것이다. 여러 가지 건강식품을 시도하고 실망하고 있었던 나에게는 정말 기쁜 일이었다. 현재 인슐린을 맞고 있는 친척에게도 누에의 정제를 권하여 함께 먹고 있다.

18

우 리 둘 은 당 뇨 병 을 극 복 했 다

혈당치가 400mg/dL로 확 올라간 것이 누에분말을 먹고 180mg/dL로

무라야마(村山貞夫)(52세, 靜岡縣)

젊었을 때부터 주스를 1일에 2~3병은 먹었다. 냉장고에는 언제나 주스를 차게 하여 두고, 차 대신에 마시는 느낌이었다. 그 때쯤은 몸에 뭔가 위화감도 없었고, 그 정도 마시는 것은 보통이라고 생각하였다.

그러나 지금 생각해 보면 그 당시부터 혈당치는 꽤 높았다고 생각한다. 3년 정도 전 아침에 갑자기 일어날 수가 없어서, 할 수 없이 회사를 쉬었다. 몸이 축축 늘어지고, 머리가 확하고 달아오르면 주스가 먹고 싶어져서, 몸을 질질 끌고 냉장고까지 가서는 마셨다. 그래도 만족하지 못하여 수돗물을 벌컥벌컥 마셨다. 즉시 좋아질 거라고 얕잡아 봤지만, 다음날이 되어도 전혀 상태가 돌아오지 않아 간신히 병원에 가고 말았다. 한나절에 걸쳐 검사와 진단이 있었고, 그날 안에 입원하게 되었다. 자신의 발로 병원에 가서 의식도 확실히 있었고, 특별히 어디가 아프다고 할 수도 없었는데, 갑자기 입원이 필요하다고 하여 곤혹스러웠다. 의사는 「혈당치 400mg/dL, 이러한 고혈당으로 활동을 잘 해온 것이다」라고 말하면서, 당뇨병에 관해서 간단한 설명을 해주었다. 입원생활 동안에 인슐린도 맞았다. 200kcal의 식사와 Rehabilitation(사회복귀요법)실에서의 운동과 산보, 오후는 당뇨병교실에서의 학습으로 10일간의 입원은 끝났다.

당뇨병에 대해 어느 하나 알지 못했던 나는 입원생활을 통하여 구체적으로 알게 되었다. 당뇨병의 무서움과 생활습관을 바르게 하는 것의 중요성 등도 절실히 느낀 다음이었다. 퇴원한 후 인슐린은 맞지 않았지만 식사와 운동에는 주의하였다. 그리고 당뇨병에 좋다고 이야기하는 것을 이것저것 찾고 있다가 누에분말을 알았다. 자료와 샘플만을 먼저 주문해 보았는데 데이터와 자료가 비교적 확실하게 되어 있어 구입하였다. 누에분말을 먹기 전에는 식후 240mg/dL였던 혈당치가 45일 후에는 180mg/dL까지 내려갔기 때문에 대단히 놀랐다. 완쾌될 수 있을지 없을지 모르겠지만 누에분말을 계속해 볼 것이다.

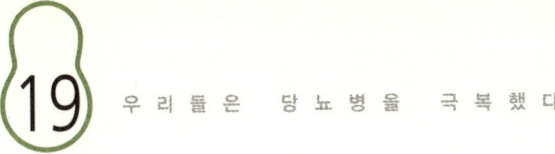

누에가 당뇨병 친구로 새로운 붐으로

이데(井手和代)(54세, 東京都)

나는 월 1회, 진료소에서 열리는 「당뇨병교실」에 참가하고 있다. 이 교실에는 많을 때에는 15명 정도 참가하고 있다. 연 2회, 소풍과 구루메(맛 여행) 소여행 등이 기획되어 있기 때문에 친한 친구도 만들 수 있었다. 여러 가지 증상을 가진 사람이 있어 공부도 되고, 식사와 운동에 주의하고 있는 친구와 고통스러운 것도 구체적으로 상담가능하다. 반년 전에 건강잡지에서 누에분말을 알고, 1병을 주문하여 복용하였는데 매우 몸의 상태가 좋아져 혈당치도 약간 내려갔다. 「교실」의 친구에게 이야기하였더니 「그러면 모두 먹어 보지요」라고 하고, 나를 포함하여 5명이서 먹기로 하였다. 모두 먹기 시작하여 1개월째는 내가 「교실」에 갈 수가 없었기 때문에 상세하게 들을 수 없었지만, 2개월째에는 모두의 이야기를 물어보고 들어볼 수가 있었다. 나 자신은 그 때 이미 혈당치가 48mg/dL나 내려가서 134mg/dL(공복시)로 되어 있었다. A씨는 인슐린을 7단위씩 3회 맞고 있었지만, 혈당치가 내려갔기 때문에 이번 달부터는 양을 줄여 아침과 밤 2회로 되었다고 한다.

　B씨와 C씨는 혈당치가 10~30mg/dL 내려가서 「기대할 수 있어」라는 것이었다. D씨만은 다음에 주문하지 않는다고 하여 이유를 물어보았더니 「누에의 정제가 아무래도 몸에 맞지 않아 보인다. 먹기 시작하여 10일 정도 지났는데 설사기미가 있어서」라는 이유로 중단하게 되었다고 한다. 4명이서 지금도 계속하고 있지만 C씨의 효과가 제일 커서, 최고 240mg/dL였던 혈당치가 지금은 130~150mg/dL으로 안정되어 있다. 먹고 있는 약 「오이글루콘」도 지금은 의사의 지시대로 중지하였다. 다른 친구도 누에에 관한 것을 듣고 시도해 보고 싶다고 해서 연락처를 가르쳐 주었다. 누에가 상당한 붐을 이룰 것 같다.

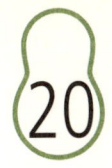

20 우 리 들 은   당 뇨 병 을   극 복 했 다

유전적인 비만형 당뇨병. 누에 먹고 2개월로 다이어트, 혈당저하에 성공. 10년은 젊어진 것 같다

오치아이(落合優美)(48세, 大阪府)

신장 162cm에 체중이 68kg이었다. 의사 말로는 유전적으로 당뇨병에 걸리기 쉬운 체질인 데다가 비만이 당뇨병을 촉진시키고 있다는 것. 식후의 혈당치가 높기 때문에 1시간은 걷고 있지만, 운동을 하면 배가 꺼져 밥이 맛있는 느낌이 있어 결국 과식을 하고 만다. 그러므로 운동에 의한 다이어트 효과는 기대한 정도로 나오지 않았다. 그래서 누에분말을 먹기 시작하였는데, 누에분말을 먹고 있으면 그다지 공복감을 느끼지 않게 되어 식사의 양이 줄고, 2개월에 4kg의 감량에 성공하였다. 누에분말로 혈당치가 내려갔기 때문에 체중이 줄었는지, 체중이 줄어서 혈당치가 내려간 것인지 잘 모르겠지만 다이어트 효과와 혈당치의 저하에 큰 만족을 하고 있다. 지금까지는 집안일을 하고 있으면 1시간정도로 다리가 부어 와서 허리까지 지끈지끈 아파왔는데 요즘은 산보를 하고 있어도 서서 일을 하여도

피곤함을 느끼지 않게 되었다. 어쩐지 10년 정도 젊어진 것 같은 느낌이다. 혈당치는 아직 정상치에는 어느 정도 떨어져 있어 이제부터라도 노력할 것이다.

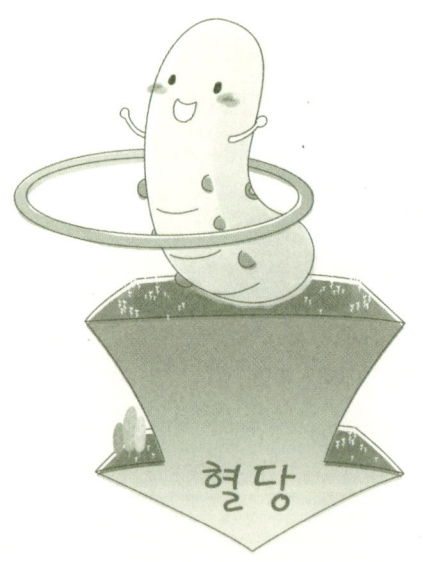

누에분말 덕분에 10년 된 당뇨병
단 5개월로 안녕

히로자와(廣澤尙次)(44세, 大阪府)

길고 긴 당뇨병과의 교제가 겨우 끝나는 것 같다. 지금까지와 같은 풍경을 보는데 어찌하여 전혀 다르게 보이는 것 같다. 주위의 경치가 밝아졌다고 할까, 깨끗해졌다고 할 수 있을 것 같은 느낌이다. 불경기로 일의 양은 줄어들고 말았지만 기력이 충실해 있기 때문에 작년까지와는 분발함이 다르다. 정말 이런 상쾌한 기분은 몇 년 만일까.

나는 10년 이상 전에 당뇨병이라 진단받고 한때는 인슐린을 맞아야만 할 정도로 혈당치가 높았었다. 제일 강력한 혈당강하제를 복용하고 있었기 때문에 때로는 저혈당 증상도 있었다. 그래서 「당뇨병 수첩」도 늘 갖고 다니고 있었는데, 가장 불안했던 것이 합병증이었다. 자식을 셋이나 둔 한 가정의 가장인 내가 실명하고 자리보전을 하거나, 다리를 절단하게 되어버리면 큰일이다.

공복 시의 혈당치가 400mg/dL 가깝게 될 때에는 인슐린을 맞고 있었지만 입원하여 식사요법을 하는 동안에는 그럭저럭 300mg/dL 전후로 안정되었기 때문에 약만 복용하게 되었다. 그 후 쭉 혈당치 200mg/dL 전후의 변이를 보였지만, 2년 전부터 다시 상승하여 350~400mg/dL가 되었던 것이다. 인슐린도 검토하였지만 역시 약과 자력으로 노력하고 싶다고 의사에게 말씀드리고 식사요법, 운동요법에 전력하였다. 작년 10월에 지인으로부터 누에 건강식품을 소개받고, 처음 시도해 보았다. 지인의 이야기만을 듣고 있으면 누에분말만 먹으면 금방이라도 좋아지게 된다는 말투였지만 나로서는 그러한 것을 처음부터 신용하고 있지 않았다. 예측한 대로 1개월 후의 검사에서는 조금도 개선된 것 없이 360mg/dL을 넘고 있었다. 그런데도 4개월은 계속할 계획으로 11월에도 누에분말을 먹고 있었다. 그리고 깜짝 놀라게 된 것이 12월의 검사였다.

혈당치가 반감하여 187mg/dL로 된 것이다. 말하자면 지금까지 어떠한 원인으로 혈당치가 툭 떨어진 적이 있었는데 헤모글로빈 A1c 수치는 역으로 올라갔기 때문에 전혀 안심하고 있지 않았다. 그런데 이번에는 진짜였던 것이다. 1월의 검사에서는 헤모글로빈 A1c도 내려가고, 2월의 검사에서는 혈당치와 헤모글로빈 A1c, 게다가 간 기능의 수치까지 내려간 것이므로(다음 표 참조), 누에분말의 효과는 즉효였다. 병원에서 받은 약을 7년 이상 계속 먹어도 전혀 내려가지 않았던 혈당치가 누에분말을 먹은 것에 의해 5개월로 정상치까지 내려간 것이므로 정말 믿지 않을 수 없다고 생각한다. 나는 치료환경에 복 받았다고 절실히 느끼고 있다. 병원 의사의 처방이 틀렸다고 생각하지 않는다. 의사에게는 친절한 지도를 받고, 나 자

검사보고서 (보고서 사본)

(의뢰자) 요도가와 신료우소양 (과명) (Dr. 성명) (의뢰번호) 093045

피검자 히료자와 소우치 앙	성 연령 M	채취일 02/24	투석	병원	카르테 No 4300	완료일 CH 99/02/25
검사항목	검사결과	기준치	코멘트	검사항목	검사결과	기준치	코멘트	검사항목	검사결과	기준치	코멘트

검사항목	검사결과	기준치	코멘트	검사항목	검사결과	기준치	코멘트	검사항목	검사결과	기준치	코멘트
GOT	#55 IU/l	10-40	Y	총비리루빈	0.9mg/dL	0.2-1.2	Y	혈당	109mg/dL	60-110	Y
GPT	#68 IU/l	4-50	Y	적비리루빈	0.4mg/dL	0-0.4	Y	시이루산	mg/dL	450-662	
LDH	#455IU/l	290-540	Y	간비리루빈	mg/dL			유산	mg/dL	4-16	
ALP	#268IU/l	성인 110-350	Y					비루 빈산		0.3-0.9	

(계속)

검사보고서 (보고서 사본) (계속)

(의뢰자) 요도가와 신료우소양 (과명) (Dr. 성명) (의뢰번호) 093045

피검자	성	연령	채취일	투석	병원	카르테 No	완료일
히로자와 쇼우치 앙	M		02/24			4300	CH 99/02/25

검사항목	검사결과	기준치	코멘트	검사항목	검사결과	기준치	코멘트	검사항목	검사결과	기준치	코멘트
γGPT	#245IU/L	80-160	Y	총콜레스테롤	167mg/dL	130-219	Y	요GPT	u/L	1.2-7.6	
코린에스테라제	#167IU/L	M80 이하 F30 이하	Y	콜레스테롤 에스테르. 에스테르	mg/dL		Y	CRP 정량	mg/dL	0.6 이하	
MAO	IU/L	100-240		에스테르비	%	65-80		ASO	iu/mL	235 이하	
혈우미라제	IU/L	0.2-0.8		트리글리세 라이드	79mg/dL	32-153	Y	RA시험		(2)	Y

(계속)

검사보고서 (보고서 사본) (계속)

(의뢰자) 요도가와 신료우소양 (과명) (Dr. 성명) (의뢰번호) 093045

피검자 히로자와 쇼우치 양	성 M	연령	채취일 02/24	투석	병원	카르테 No 4300			완료일 CH 99/02/25	
검사 항목	검사 결과	기준치	코멘트	검사 항목	검사 결과	기준치	코멘트	검사 항목	검사 결과	기준치 코멘트
노이미라제	IU/L	50-160		인지질	mg/dL	160-270		백혈구수	$\times 10^3$	4.0-9.0
CPK	IU/L	200-1100		NEFA	mEq/dL	0.1-0.8		적혈구수	$\times 10^4$	M431-565 F378-497
ACP	IU/L	M60-250 F50-180		b리보단백	mg/dL	230-590		헤모글로빈	g/dL	M13.7-17.4 F11.3-14.9

검사항목	검사결과	단위	기준치	코멘트
단백분획				
알부민	66.9	%	60.0~72.2	Y
α1 글로불린	1.9	%	2.2~3.8	Y
α2 글로불린	7.4	%	6.6~11.5	Y
β 글로불린	7.7	%	6.4~9.9	Y
		%		Y
γ 글로불린	16.1	%	9.2~19.6	Y
A/G	2.02		1.50~2.59	Y
헤모글로빈 A1c	4.9	%	4.3~5.8	Y

병원에서의 검사수치

	11월 17일	12월 8일	1월 20일	2월 24일
혈당치	363	187	172	109
헤모글로빈 A1c	8.3%	8.7%	6.9%	4.9%
감마 GPT	568	602	412	245

신도 식사와 운동에도 노력하였다. 누에분말을 먹기 시작하고 나서
는 실크요법연구소의 선생님에게 긴 시간 상담을 받았다. 지금부터

라도 주위의 충고에 귀를 기울이면서 늘 생활에 주의를 기울이고
건강생활을 즐기고 싶다고 생각한다.

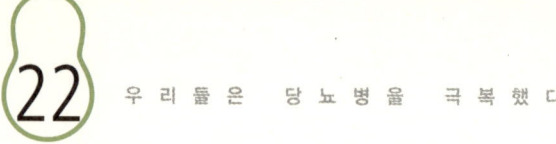
5개월로 정상치가 되고, 의사도 관심을 보이는 누에의 힘. 한번 시도해 봐요.

고바야시(小林康裕)(47세, 兵庫縣)

내가 누에분말을 먹게 된 것은 정말 우연이었는데, 신문의 광고를 보고 샘플을 주문한 것이 계기였다. 전화로 샘플을 받고 싶다고 뜻을 전하자 쾌히 대응하여 주고 게다가 당뇨병에 관한 몇 가지의 질문을 하여도 정확하게 알기 쉽게 대답해준 것도 친근하게 기억하였다. 누에분말을 정제로 하여 복용하는데 어떠한 위화감도 없었다. 한국정부가 갖고 있는 특허라는 점도 신뢰의 근거라는 분위기를 느꼈다. 나는 30세를 넘겼을 즈음부터 혈당치가 높아져 주의하고 있었는데 각별히 유의하면서 지내왔다.

42세 때 건강진단에서 혈당치가 매우 높아졌다고 듣고, 병원에서 상세하게 검사를 받았다. 공복 시에 205mg/dL라는 것이 당시의 수치였다. 병원에서 혈당강하제를 받아 1년 정도 먹어 보았지만 전혀 좋아지지 않았다. 180mg/dL 정도로 쭉 변동하고 있었다. 의사로부터는 합병증도 각오해야만 한다고 충고받아 초초하였다. 의사는 나의 일과 생활도 충분히 고려하면서 여러 가지 어드바이스를 해주어 신뢰하였다. 약의 종류를 오히려 조금 늘려 보자고 하여 따랐지만, 역시 생각한 대로 내려가지 않았다. 그래서 당뇨병에 좋다고 말하는 건강식품을 2, 3종류 시도해보았지만, 효과가 있는 것인지 어떠한 것인지 잘 알 수가 없었다. 혈당치만을 보면 어떠한 효과도 없었다는 것이 확실하다. 그 당시 혈당치는 200~250mg/dL였다. 그러한 시기에 누에분말을 시작하였는데, 먹기 시작하여 20일 정도로 변이 부드러워졌다. 설사라는 느낌은 없었는데 본래부터 장이 약한 나는 좀 불안해져 3정씩 먹는 것을 1정으로 줄였다. 최초 40일간은 혈당치에 아무런 변화도 없어, 「건강식품이란 이러한 것이지요」같은 냉담한 견해를 갖고 있었다. 2개월째에는 또 3정씩 먹었는데, 혈액검사에서 겨우 변화가 나타난 것이다. 전월 234mg/dL나 있었던 혈당치가 197mg/dL로 내려간 것이다. 검사수치가 200mg/dL를 끊은 것은 오랜만이었다. 이것으로 누에분말을 계속해보겠다고 결심할 수 있었다.

3개월째의 검사에서 194, 4개월째 161, 5개월째에는 드디어 109mg/dL까지 내려가고, 중성지방까지 356이었던 것이 198로 내려갔다. 이 결과에는 의사도 놀랐다. 내가 비로소 누에분말에 대해 말한다면 「꼭 보여주고 싶다」고 하는 것으로, 다음번의 검사 때에는 병원에 갖고 갈 생각이다. 나의 담당의사는 건강식품과 한방 등에 관해서 꽤 상세하게 자기 스스로 이것저것 시도해보기도 하는 것 같다. 다른 환자에게 사용해 보아 효과가 있으면 추천해 줄지 모른다. 나 자신도 모르기 때문에 타인에게 권하는 것은 용기가 필요한데, 여하튼 한번 시도해 보는 것도 좋지 않을까 한다.

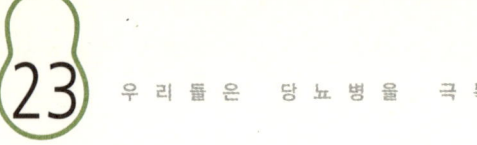

경구제, 인슐린주사만으로 내려가지 않던 혈당치가 현재는 120대로 안정

하기와라(萩原文章)(51세, 福島縣)

음식점을 경영하고 있는데, 오전 10시에 가게로 나가 점심 정식을 준비하고, 오후 2시 30분부터 5시까지는 휴식시간이다. 오후 휴식시간에는 언제나 선잠을 잔다. 어쨌든 저녁때 5시부터 가게를 열면, 밤중 12시 넘어서까지 일을 해야만 하기 때문에 휴식이 없다. 그러한 내가, 2년 전에 관절의 통증과 목의 통증을 느끼고, 게다가 미열이 4일이나 계속되어 불안하여 병원에 가서 진찰을 받았다. 병원에서는 「통풍, 폐렴, 인플루엔자 등의 가능성이 있지만, 일단 혈액검사 등을 하여 보지요」하기에 검사를 했는데 그 때 비로소 혈당치가 높다는 것을 알게 되었다. 요산치와 혈압에는 이상이 없고, 단지 감기일 것이겠지 하였다. 나는 새로운 당뇨병이라는 불안을 끌어안게 되었다. 의사는 당뇨병의 상태에 관해서 「(혈당치가) 꽤 높은데요. 이미 상당히 전부터 고혈당상태가 계속되어 온 것 아닙니까」라고 말하였다. 그리고 목의 갈증과 손발의 저림, 시력의 쇠퇴, 감염증 등에 관해서 질문하였다. 나는 이상하게 목이 공연히 마른 적은 없었고, 시력의 쇠퇴는 약간 느끼고 있었지만, 그것은 나이 탓이라고 받아들이고 있었다.

여하튼 병원에서는 2개월 간격으로 상태를 보자고 해서 식사와 운동에 관해 간호사와 영양사로부터 설명을 받았다. 그러나 운동이라 하면 평상시 늘 서 있으므로 보통 사람보다 수 배 몸을 사용하고 있다고 생각하였다. 식사에 관해서는 자기 전용의 메뉴를 준비하는 따위는 생각하지 않았다. 가게에서 나오는 메뉴가 나의 식사가 되어 있었기 때문이다. 손님으로부터 맥주를 한 잔 권해 받으면 거절할 수 없어서 받아 마셨고, 나 자신도 알코올을 싫어하지 않았다. 그러한 생활태도였기 때문에 검사 3개월 후에는 한층 혈당치가 올라가 있었다. 그 이후 병원에서 받은 약을 1일 2회 먹었지만 약효가 없었다. 다른 약을 시도할까, 인슐린을 시도해볼까 선택을 강요받았기 때문에 나로서는 즉시 혈당치가 내려간다면 인슐린으로 하기를 원한다고 말하였다. 이렇게 하여 약 1년간 16단위(1일 합계)인슐린을 맞아 온 것이다. 인슐린주사를 맞기 시작하니까, 혈당치가 100mg/dL 전후까지 내려갔다. 그러나 반년 후에는 또 조금씩 올라가서 식후 200mg/dL 정도로 되었다. 그래서 누에가루를 시도하였더니 20일로 150mg/dL를 밑돌기 시작하였다.

그 이후 혈당측정기를 구입하여 스스로 성실하게 측정하고 있지만 140mg/dL부터 200mg/dL 주위까지 왔다 갔다 하였다. 혈당치가 120mg/dL대로 안정된 것은 누에분말을 먹기 시작하고 3개월이 지났을 즈음이다. 의사도 겨우 인정해주어 인슐린의 양을 반으로 줄여

주었다. 그래서 먼저 달부터 딱 잘라 인슐린주사를 그만두었다. 그만둔 당시의 1주일은 그때까지보다 혈당치가 상승하였지만 지금은 그것도 없어졌다. 점심의 휴식시간에 체육관에 가서 가벼운 트레이닝을 하고 있을 때 만난 사람에게 소개받은 누에분말이 이 정도의 효과를 보일 것이라고 생각하지 못하였다. 지금까지도 맥주는 끊지 못하였지만 이전에 비하면 식사에 주의하고 있으며, 체육관에서 운동도 계속하고 있다.

마치 병의 전시회와 같은 검사결과였지만, 누에분말로 순식간에 개선

모리무라(森村敏夫)(68세, 東京都)

60세를 넘기자 몸의 여기저기가 덜거덕거렸다. 먼저 무릎의 관절통으로 때로는 걷기도 곤란하고 게다가 발가락이 저려왔다. 그 후에는 전립선 비대로 배뇨에 불편이 왔다. 체중의 증가와 함께 병원의 검사에서는 날마다 「요주의 항목」이 늘어나는 것뿐이고, 중성지방과 간기능 수치, 혈당치, 콜레스테롤, 거기에 혈압까지 악화하기만 하였다. 내가 다니고 있는 병원에는 리허빌리센터(사회복귀요법)도 병설하고 있어 의사의 처방에 따라 워킹머신과 극히 가벼운 근력 트레이닝을 하였다. 의사는 약을 처방할 때 꽤 고민하고 있었다.

도대체 어느 증상부터 완화해야 하는가. 우선순위를 생각하고 있는 것 같았다. 우선 혈압을 내리는 약, 말초신경의 장해를 제거하는 약 등을 복용하고 있었다. 약과 동시에 식사의 내용을 개선하는 것과 리허빌리센터에서의 계속적인 트레이닝이 필요하다고 말씀하였다. 날 때부터 나는 고지식하기 때문에 선생님에게 들은 것은 가능한 한 충실하게 지켰다. 지킬 수 없는 것은 술과 담배뿐이었다. 인생의 최후까지 「병들어 자리보전」하지 않고 자신의 것은 자기스스로 해내고 싶어 치료를 성실히 하고 있다. 나 스스로도 아주 열심히 했다고 생각하지만 당뇨병은 잘 낫지 않아 3년 전에는 공복 시 혈당이 200mg/dL까지 올라가 버렸다. 발가락의 저림은 잘 되지 않고 게다가 손까지 저려 와서 글씨 쓸 때 크게 불편하였다. 선생은 「어느 정도 혈행을 촉진하는 약을 먹어도 혈당치가 이렇게까지 높아져버리면 어떻게 할 수 없는데」라고 말하고, 결국 혈당을 내리는 약을 복용하라고 했다. 가장 쉬운 약이라 식사와 운동의 긴장을 풀지 말고 노력하자고 말하였기 때문에 운동은 리허빌리센터 뿐만 아니라 아침저녁 45분씩 걷기도 하였다. 목이 잘 말라서 녹차를 벌컥벌컥 마시고 있었다. 처는 매일 밤 큰 주전자에 녹차를 끓여서 갖다 주는데 다음 날 밤에는 대개 텅 비어 있게 되었다. 단 주스 따위를 마시면 뺨이 떨어질 정도로 맛있게 느꼈다. 그 정도로 혈당치가 높아서 몸이 수분과 당분을 요구하고 있다고 생각하였다.

　누에분말을 주문하여 먹기 시작하였다. 15일 정도 먹었더니 목의 갈증이 완화된 것을 실감하였다. 게다가 몸의 나른함이 경감되어 조금씩 희망을 가질 수 있었다. 나는 누에분말의 정제를 1회에 5정, 1일 3회 먹었기 때문에 20일 정도에 한 병이 없어진다. 누에분말을 먹기 시작하고 1개월째 검사에서는 전월의 검사보다 혈당치가 올라가 있었다. 목의 갈증 등의 자각증상은 좋아졌는데 수치는 악화되고 조금은 불안하였지만, 2개월 후의 검사에서는 12mg/dL 내려가서 159mg/dL로, 3개월 후에는 7mg/dL 내려가서 152mg/dL로 되었다. 이 때쯤부터 손발의 저림을 그다지 느낄 수 없게 되었다.

4개월 후에는 8mg/dL 내려가서 164mg/dL로, 그리고 5개월 후의 검사에서는 단숨에 21mg/dL 내려가서 143mg/dL가 되었다. 8.2% 였던 헤모글로빈 A1c도 6.3%까지 내려갔다. 지금은 혈당을 내리는 약을 먹지 않는다. 매월의 검사 통지서를 이렇게 해서 바라보고 있으면 누에분말의 효과를 확실하게 알 수 있다. 정상치까지 이제 조금이다. 긴장을 풀지 말고 건강생활을 보내고 싶다고 생각한다.

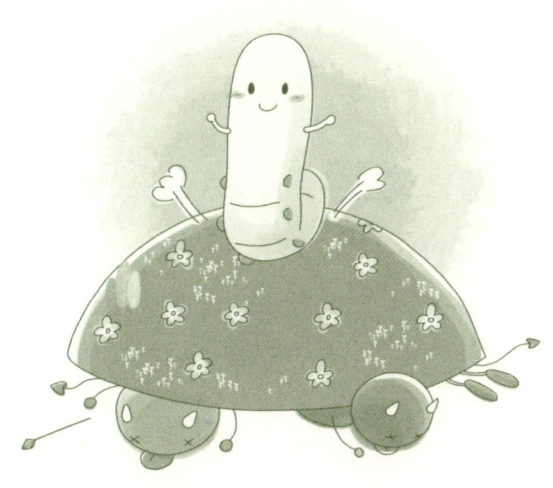

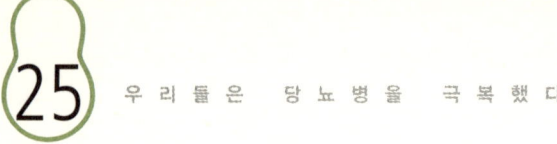

부부 모두 함께 누에분말을 먹고 요당이 나오지 않았다.

코미야(小宮眞一)(52세, 神奈川縣)

처와 나는 매우 「서로 닮은 부부」라고 듣고 있다. 성격은 전혀 다르지만, 약간 뚱뚱한 체형과 생김새가 확실히 닮은 것 같다. 이상하지만, 어느 한 쪽이 감기에 걸리면 벌써 다른 한 사람도 감기기운이 있게 된다. 나의 아버지는 당뇨병을 앓고, 말년의 2년간은 거의 시력을 잃어버린 상태였다. 개호(자택에서 요양하는 환자의 병구완)를 하여 어머니의 마음고생은 예삿일이 아니었다. 생업인 백화점은 나와 처가 적절히 꾸려왔지만 나도 당뇨병에 대한 막연한 불안을 갖고 있었다. 그래서 약국에서 요당의 검사지를 구입하여 때때로 측정하였지만 3회 측정하면 2회는 「양성」이라는 상태였다. 그리고 역시 처도 때때로 「양성」이 나오게 되었다. 같은 체질로 같은 것을 먹고 있었기 때문에 할 수 없는 것인지도 모르지만 아버지의 비참한 최후를 봤기 때문에 둘이서 무언가 해보려고 노력하였다.

우선은 식생활을 개선하자고 하여 야채중심의 식탁으로 하였다.

야채라면 그것이야말로 「팔 수 있을 정도로 있다」이기 때문에 특히 당뇨병에 좋다고 듣는 양파를 많이 먹었다. 몸의 나른함과 목의 갈증 따위는 전혀 없었기 때문에 병원에도 가지 않고 상태를 보고 있었다. 그러한 때 지인으로부터 누에분말을 듣고 먹기 시작한 것이다. 먹은 다음 날에 처가 「무언가 몸이 가벼워진 것 같은 느낌이 없어요?」와 같이 말하므로 「어느 정도 그건 기분 탓이겠지」하고 웃었지만, 1주일 후에 요당을 측정해 보았더니 두 사람 모두 당이 나오지 않은 것이었다. 지금까지도 그렇게 하고 있기 때문에 1주일 후에도 한 번 두 사람이 측정해 보기로 하였지만 역시 나오지 않았다. 그일 이래 4개월 동안, 요에 당이 나온 적은 없었다. 원래부터 합병증 따위는 없었기 때문에 몸 상태는 특별히 변함이 없었지만 정신적으로 억누르는 것을 제거한 것 같아 기쁘다. 누에분말을 소개하여준 지인에게 감사하고 있다.

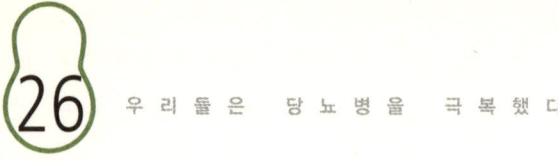

저혈당의 불안이 없어지고,
인슐린의 저항성도 개선기

가와자키(川崎久三)(66세, 北海道)

벌써 5년 정도 전부터 인슐린을 맞고 있다. 당뇨병이라 진단받은 초기 때는 약을 먹으면서 식사와 운동에 주의하였지만 신경통이 시작되고, 아침저녁의 일과가 된 산보를 할 수가 없게 되었다. 그것과 동시에 혈당치도 서서히 올라간 것이다. 인슐린으로 전환하고 나서는 혈당치가 120~130mg/dL으로 컨트롤되었기 때문에 기분이 편했다. 물론 1일 3회 주사하는 어려움은 있지만 합병증을 두려워하면서 살아가기는 꽤 무섭다고 생각하였다.

그러나 한 번 저혈당이 되어 근처 길가에 지쳐서 주저앉은 적이 있었다. 그 이후로 저혈당이 무서워서 자주 혈당을 측정하고 있다. 그것으로 알게 된 것인데, 혈당이 하루 중에 심히 어지럽게 오르내리고 있는 것이다. 의사에게 상담하면 「인슐린을 맞는 시간과 식사 시간을 지키고, 메뉴도 정확하게 지켜야 한다」고 말하였다. 가능하면 의사의 말대로 하고 있지만, 자동차를 운전할 때는 역시 저혈당의 불안이 스쳐지나간다.

　어느 날 신문에 있는 책의 광고를 보고 누에분말을 알게 되었다. 값을 확인하였는데 그 정도 고액이 아니라서 우선 먼저 1개월 시도해 보기로 했다. 누에분말을 먹기 시작하고 바로 느낀 것은 식후의 혈당치가 난폭하게 오르내리는 것이 없어졌다는 것이다. 대체로 최고로 250mg/dL, 최저로 87mg/dL라는 범위였다. 이 폭이 2개월 지나고 나서는 훨씬 적어지게 되었다. 누에분말을 먹고 벌써 5개월째 되었지만, 성과로서 보고할 수 있는 것은 인슐린의 양이 줄었다고 하는 것이다. 이전에는 아침에 14단위, 점심에 8단위, 밤에 14단위의 인슐린을 사용해 왔지만, 지금은 아침에 8단위, 점심에 5단위, 밤에 6단위가 되었다. 인슐린의 분비량은 오히려 없어졌기 때문에 아마도 인슐린 저항성이 개선되어 인슐린의 효과가 좋아졌을 것이다. 인슐린을 끊을 수 있게, 앞으로도 계속 먹을 것이다.

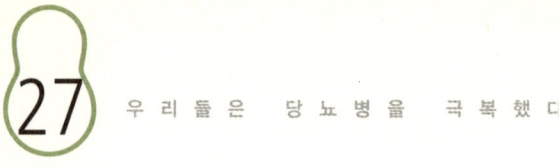

10일로 혈당치가 내려가기 시작, 45일 후에는 정상치로

다케다(武田紀子)(51세, 愛媛縣)

1996년에 시의 건강진단을 처음으로 받았다. 그 때의 진단은 「심장, 간장 이상 없고, 약간 빈혈 있고, 비만경향」이라는 것이었다. 1998년의 검사에서는 「심장, 간장이상 없고, 중성지방과 콜레스테롤이 높고, 혈당치 142mg/dL(공복 시)로 높고, 비만경향」이라는 것이었다. 재검사가 필요하다고 들었기 때문에 단골병원에 가서 검사를 했더니 역시 가벼운 당뇨병이라고 듣고, 의사로부터는 식사의 내용과 운동의 방법 등을 배웠다. 그렇지만 전혀 혈당치가 내려가지 않아 그 해의 10월에는 의사의 추천으로 「교육입원」을 하기로 했다.

입원하고 있던 6일 동안 검사와 공부를 하고, 겨우 나도 당뇨병이 무엇인가를 이해할 수 있었던 것 같다. 퇴원하고 나서는 적극적으로 운동을 하고, 건강잡지 등에도 관심이 생겼다. 어느 잡지에 「뽕과 누에가 혈당치를 내린다」는 기사가 있어 왠지 모르게 끌려 누에분말을 먹어 보기로 하였다. 누에분말을 먹기 시작하고 정확하게

10일째에 병원의 검사가 있었는데 전월보다 10이 내려가 148mg/dL로 되었다. 이것은 혹시? 라고 생각하고 계속하였는데 45일 후에는 혈당치가 125mg/dL로 거의 정상치로 되었다. 중성지방과 콜레스테롤도 내려갔기 때문에 꽤 만족하고 있다.

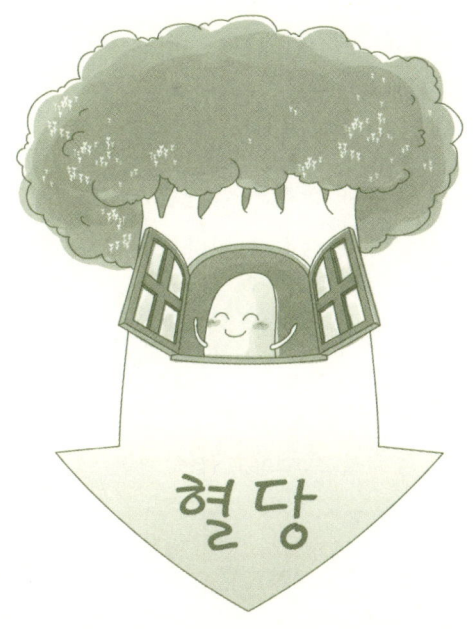

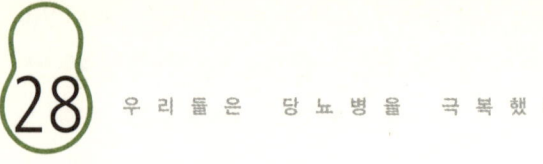

누에와 당뇨병 덕분에
자신의 건강을 생각하게 되었다.

구로가와(黑川祥男)(71세, 埼玉縣)

자식과 함께 인쇄업을 경영하고 있는데 큰 거래기업의 정기적인 수주가 없기 때문에 작업량이 일정하지 않았다. 밤중까지 3일간 계속 인쇄기를 돌려야 하는 때가 있는가하면 4, 5일 기계를 놀려 두는 때도 있다. 4년 전부터는 몸이 생각처럼 움직이지 않고, 주요한 일은 자식과 종업원에게 맡겼다. 그래도 급한 일이 들어 왔을 때에는 나도 밤중까지 공장에 남아 작업을 하였다. 1995년 10월, 달력 인쇄에 쫓겨서 바쁘게 일하고 있는데 종이가 끼여 있어 고치려고 하는데 기계에 손가락이 끼여서, 꽤 심하게 살이 찢어지는 외상을 입었다. 외과에서 치료를 받았는데 봉합한 상처의 치료가 늦어져 내가 목의 갈증과 발뒤꿈치의 통증을 호소하였더니 일단 내과의 진찰을 받아 보라고 하였다.

내과에서의 진찰과 검사 결과 「완전한 당뇨병이다」라고 진단받았다. 당뇨병이 무슨 병인지 나는 전혀 알지 못하였지만 의사의 설명을 듣고, 스스로 책방에 가서 당뇨병의 책을 이것저것 읽어서 어느 정도 이해가 되었다. 무엇보다도 생활개선이 중요하다고 하기 때문에 매일 아침 40분 이상 걷는 것, 기름이 많은 음식물을 삼갈 것, 맥주는 큰 병으로 1병으로 끝낼 것 등을 결심하였다. 엄격한 식사제한을 하고 있는 사람이 보면 전혀 개선되지 않은 것 아니냐고 꾸짖을 것 같지만 이전의 생활에서 보면 엄청난 절제이다.

작업이 없을 때에는 저녁 6시에는 집에 돌아와서 느긋하게 만작(집에서 저녁 식사 때 마시는 반주)을 하고 9시경에 목욕하고 자는 것이 생활 패턴이었다. 바빠서 밤중에 돌아왔을 때에도 집에 도착하면 먼저 맥주. 매일 저녁에 적어도 2병은 먹지 않으면 잠을 잘 수가 없었다. 최초의 검사에서는 혈당치 193mg/dL, 헤모글로빈 A1c는 8.8%였다. 그 후 생활 전반에 주의 절제하는 것에 의해 약간 내려가서 혈당치는 대개 170~180mg/dL, 헤모글로빈 A1c는 7~8%였다.

의사는 물론 좀 더 내려가지 않으면 「합병증이 생깁니다」라고 겁을 주었지만, 이제 이 연령이 되면 몸의 여기 저기 상태가 좋지 않은 것이 생겨서 어쩔 수 없다. 좋아하는 것을 하고 좋아하는 음식을 먹고 죽을 수 있으면 만족이다. 어째 강한 척하는 것처럼 보이지만, 몸이 너덜너덜한 채 죽지 않는 것은 싫다.

그래서 잘 아는 한방약국에서 당뇨병에 좋은 것이라는 약을 조제해 먹었다. 봉지에 들어 있는 과립 약은 좋은데 볶아서 먹는 약은 귀찮아서 도중에 그만두었다. 나 자신이 당뇨병에 걸리고 비로소 알게 되었지만 신문이랑 잡지에 「당뇨병에 효과 있다」고 선전하고 있

	1999년 5월	7월	9월	11월	2000년 1월
혈당치(mg/dL)	186	125	148	141	132
헤모글로빈 A1c(%)	7.9	7.3	7.1	6.4	6.3

는 건강식품이 엄청 많다. 뽕의 약이 좋다고 하여 근처에 있는 뽕나무의 어린잎을 데쳐서 먹기도 하고, 뽕잎차를 주문하여 마시기도 하였다. 우롱차와 한국 인삼, 그리고 마늘의 정제 등도 시도해 보았지만, 효과가 있는 것인지 어떠한 것인지 어느 하나 확실하지 않았다. 어느 건강식품도 최저 3개월 이상은 계속하였다. 누에분말은 1999년 6월에 신문의 광고에서 알게 되었다. 즉시 주문하여 먹었다. 결과는 다음과 같다.

누에분말을 먹고 1개월 후에 혈당치가 125mg/dL까지 내려간 것이지만 다음 달에는 약간 올라갔다. 조금 불안하였지만 그 이후 혈당치가 150mg/dL 이상이 된 적은 한 번도 없었다. 발뒤꿈치의 고통도 어느새 없어졌다. 의사는 「노력하셨네요」라고 말해 주었지만 나로서는 무엇을 어떻게 노력하였는지 그다지 실감이 되지 않았다. 누에분말의 덕분이라고밖에 할 수 없다. 당뇨병 덕분에 자신의 건강문제를 생각하게 되고, 술을 자제하고 매일 운동을 한다고 하는 생활패턴이 가능해졌기 때문에 지금부터라도 방심하지 않고 해 나갈 것이다. 생애 현역으로 지낼 수 있도록.

30년 된 당뇨병. 목의 갈증이 완화되고, 발의 부종도 잡히고, 현재는 요당도 나오지 않는다.

임직수(林直樹)(64세, 石川縣)

30년 전부터 스낵을 경영하고 있다. 스낵을 시작하기 전에는 공장 직원으로 비교적 규칙적인 생활을 하였다. 밤늦게까지 자지 못하고 과음을 하면 다음 날 작업에 지장을 초래하는 데다 멍하니 일하게 되면 부상을 당할 위험이 있으므로. 그러나 스낵을 시작하고 나서는 지금까지의 생활과는 180도 달라졌고, 망설이기도 하고 몸의 상태를 붕괴시키기도 하였다. 저녁 때 5시에 가게에 나가서 청소와 밑반찬의 준비, 6시에는 가게를 열어 밤중 12시까지 영업을 하게 된다.

12시까지라 하여도 손님이 오면 「돌아가세요」라고 할 수는 없다. 심야 1시, 2시가 되는 것도 자주 있다. 그러고 나서 집에 돌아와 목욕하고 밤 4시경에 잠이 든다. 오전 11경에 일어나 점심부터 시장보기라는 것이 정해진 생활이었다. 스낵을 시작하고 3년이 지났을 즈음 발이 붓고 쉽게 피곤해졌다.

화장실에 가는 횟수가 증가하고, 단골손님도 반 농담으로 「사장님 당뇨병 같네요」라고 하였다. 나는 어쩐지 「당뇨병」이라는 말이 걸렸지만, 아직 어린 나로서는 익숙하지 않은 일과 알코올, 수면부족, 밤샘 등이 원인이 되어 몸 상태를 무너뜨리고 10년 가까이 방치하였다.

어느 날 이상하게 목이 마르고 자다가도 일어나 물을 마시고는 화장실로 가는 상태가 되었다. 빈번하게 발이 당겨서 몹시 아팠다. 나는 약국에서 당뇨검사지라는 것을 구입하여 조사해 보았다. 시험지는 당이 나오지 않으면 황색, 조금 나오면 황록색, 당의 양이 많으면 점점 진한 녹색이 되는 것인데, 나의 경우 꽤 진한 녹색이었다. 아직 50세도 되지 않은 때였기 때문에 「빨리 낫겠지」하면서도 꽤 초조하였다.

즉시 병원에 가서 검사를 받고 입원을 하였다. 입원하라는 말을 들었을 때에는 「어디도 아프지도 가렵지도 않은데 뭐야?」라고 생각했다가 점차 「그렇게 나쁜 것일까?」라는 불안이 뒤섞이기 시작했다. 당뇨병으로 입원했다고 특별히 어디가 아픈 것도 아니기 때문에 주일에는 함부로 외출을 하기도 하였다. 매일 혈액검사, 당뇨병의 학습, 영양사의 이야기, 오줌을 큰 병에 받는 것, 아침 점심 저녁과 병원 주위를 걷는 것. 병원의 일과로 말하면 이러한 것이었다. 음식은 병원식 이외 절대금지! 라고 하고 있어 확실하게 지켰다.

입원하고 있는 2주일 동안 알코올은 한 방울도 마시지 못했다. 입원하기 전에는 300mg/dL 정도였던 혈당치가 퇴원할 때에는 200 정도로 되어 있었다. 퇴원할 때 의사는 「자신의 췌장에서 인슐린이 확실하게 나오고 있으므로 노력여하에 따라 낫는다. 가령 낫지 않는다고 해도 혈당치만 원활하게 컨트롤되면 거의 합병증은 일어나지 않는다.」고 말해주었기 때문에 자기 나름대로 이번에야말로 성실하게 몰두하려고 결심하였다.

그러나 실제 여느 때의 생활로 돌아오면 지속하는 것은 어렵게 된다. 손님에게 권해 받은 맥주 한 두 잔은 같이 하지 않으면 안 된다. 그 대신이라고 하면 변화인데, 건강식품을 여러 가지 이용하였다. 지금까지 손님과 지인으로부터 추천받을 때마다 「당뇨병에 효과가 있다」고 하는 것을 구입하여 먹었다. 유산균, 은행나무 잎 엑기스, 아가리쿠스(신령버섯), 얼룩조리대, 와콘 등은 3개월부터 반년 계속하여 보았지만, 아무런 효과도 보이지 않았다. 흑초(黑酢)는 조금 효과가 있었던 것 같은데, 일정기간 혈당치가 내려갔다. 그러나 3개월 정도 지나면 또 원래대로 돌아오고 말았다. 1개월분 7만 엔이나 하는 인도 산의 어떤 것은 3개월로 중지하였다. 전혀 효과가 없는 데다 가격이 너무 비싸다. 뽕잎 차는 매우 좋았기 때문에 아직도 계속하고 있다.

누에분말의 정제는 신문의 광고를 가끔 본 아내가 주문하여 받았다. 1개월분을 먹어도 아무런 효과는 보이지 않았다. 30여년의 당뇨병 경력이므로 그렇게 간단하게 변화가 나온다는 것은 생각지 않는다. 어떠한 건강식품이라도 최저 3개월은 계속하여 왔으므로 다시 주문하여 계속하였다. 신체의 변화를 느낀 것은 2병째를 먹고 있을 때였다. 목의 갈증이 제법 부드러워졌다. 요당의 검사를 해보면 황색이었다. 아직 당이 나오고 있는 것은 틀림없는 것이지만, 서서히 발의 부종이 없어졌다.

이러한 느낌은 처음이었기 때문에 누에에 대하여 기대감은 꽤 크게 되었다. 「누에분말정제」를 먹고 4개월 후 오랜만에 병원에서 검사를 받았더니 혈당치 136mg/dL로 매우 양호하였다. 기쁘게도 현재는 요에 당은 나오지 않고 있다. 여하튼 지금은 누에분말정제로 반드시 개선하겠다는 신념으로 계속 먹어 볼 생각이다.

30

우 리 둘 은   당 뇨 병 을   극 복 했 다

약의 효과가 좋지 않았기 때문에 누에분말을 시도해 보았더니 간 기능까지 개선

이케다(池田미도리)(57세, 長野縣)

당뇨병이라고 알고 2년 반, 지금까지 병원에서 받은 약으로 어쨌든 혈당치를 억제하여 왔지만 최근에는 어쩐지 약효가 나빠진 것 같다. 이전에는 약을 먹고 있으면 식전에 130~140mg/dL, 식후에 180mg/dL 이내에 머물렀지만 반년 전부터 서서히 혈당치가 올라가 공복 시에도 180mg/dL가 되었다. 이 사이 당뇨병에 좋다는 식품을 먹었지만 기대한 효과는 보지 못하였다. 이대로 가면 합병증도 각오해야만 한다고 중도 포기한 상태. 서점에서 「사라바 당뇨병」이라는 책이 눈에 들어왔다. 그 자리에서 책을 구입하여 읽어 보았더니 누에분말이 당뇨병에 효과가 있다는 것이 아닌가. 지금까지 들은 적이 없는 소재였기 때문에 놀라움과 함께 반신반의로 서둘러 누에분말의 건강식품을 주문하여 먹어 보았다.

1999년의 6월말에 먹기 시작하여 두 번의 검사가 있었는데, 검사결과를 보아 알 수 있듯이 놀라울 정도의 변화가 나타나 있는 것이다.

	7월 1일	8월 20일	정상치
혈당치mg/dL(공복 시)	178	130	60~110
γGPT	116	87	0~60
중성지방	214	155	60~150

　아직 정상치에는 다다르지 못했지만, 이 변화에는 주치의도 놀랐다. 이제부터라도 누에분말을 계속 먹어 언젠가는 당뇨병과 작별하고 싶다.

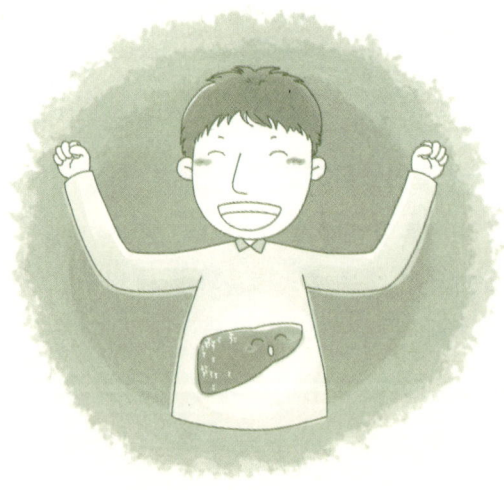

31

우 리 들 은   당 뇨 병 을   극 복 했 다

당화 헤모글로빈의 수치가 내려가 안심. 당뇨병으로 돌아가신 아버지의 몫까지 힘껏 살고 있음.

야마모토(山本小典)(60세, 兵庫縣)

1999년 6월부터 누에분말 건강식품「누에분말정제」를 애용하고 있다. 최초는 아침저녁 식후에 3정씩 1일 6정을 먹고 있었지만 그다지 효과를 실감할 수가 없었기 때문에 2개월째부터는 아침, 점심, 저녁에 4정씩 1일 12정 먹고 있다. 6월의 검사에서는 혈당치 176mg/dL, 헤모글로빈 A1c(당화 헤모글로빈) 7.5%였지만, 2개월 후의 검사에서 혈당치 151mg/dL, 헤모글로빈 A1c 6.8%로 내려갔다. 단골의사는「매우 노력하였네요」라고 조금 놀라고 있었다. 이 수치라면 합병증의 위험도도 꽤 낮아졌다는 것이다. 검사의 수치가 좋아졌기 때문에 기분이 좋아져서 식사요법에도 의욕이 생겼다. 식후의 운동도 빠지지 않고 계속하고 있다. 나의 아버지가 당뇨병, 뇌경색으로 타계한 것이 63세 때였다. 그 당시 아버지의 연령에 가까워져 가면 어쩐지 불안해지지만, 희망을 볼 수 있기 때문에 힘이 넘치고 있다. 10월

의 검사에서는 혈당치가 130mg/dL, 헤모글로빈 A1c 6.3%로 믿어
지지 않을 정도로 좋은 결과가 나왔다. 「누에분말정제」에 용기를 얻
어 식사요법과 운동을 열심히 하였던 덕분일 것이다. 돌아가신 아버
지의 몫까지 60세, 70세의 노령기를 즐길 수 있게, 긴장을 풀지 말고
생활해야겠다고 생각한다.

혈당치가 내려가서, 지금은 산보로
부부의 관계가 깊어지고 있는데

다나베(田邊則子)(神奈川縣)

1993년부터 당뇨병으로 식사를 여러 가지 제한받고 있다. 3년 전부터는 오전 중에 수영 가서 1시간 정도 수중보행을 한다. 그렇지만 1년 정도 전부터 혈당치가 200 가깝게 올라가 급격하게 몸의 나른함을 느끼게 되었다. 수영 가는 것이 귀찮아져서, 가까운 곳을 걷는 정도로 하고 있다. 산보조차도 싫어질 정도로 몸이 늘어지는 것이었다. 의사는 「산보는 적당히 근력을 유지하여 주고, 에너지의 소비가 되는 데다 기분을 산뜻하게 해주므로 좋은 것이죠」라고 말하지만, 그 때의 나에게 있어 산보는 고통 이외의 아무것도 아니었다. 책방에서 「사라바 당뇨병」이라는 제명에 끌려서 책을 구입하여 처음으로 누에분말을 알게 되었다. 누에분말을 먹기 시작하여 80일째 쯤에 혈당치가 120mg/dL대까지 내려갔다. 친구로부터는 「안색이 좋아졌네」라고 들었고, 무엇보다도 몸의 나른함이 없어져서 걷는 것이 즐거워졌다. 때로는 남편도 함께 걸어주는데, 집에서는 보통 말하지 않는 것도 산보를 하고 있을 때에는 자연히 말하게 되기 때문에 부부의 유대가 강화되는 것 같고, 좋은 기분으로 전환되었다. 지금은 상태가 좋아져서 저녁 식사 후에 1시간이나 걷고 있다. 누에분 말은 고지혈증에도 효과가 있다. 혈중 콜레스테롤 수치가 정상범위로 되었다. 몸을 움직이는 기회가 늘어나서 그런 듯하다. 지금으로서는 혈당치가 120을 넘은 적이 거의 없다.

식후 고혈당이 억제되고, 혈당치가 정상치로. 지금부터는 공복 시 2단위대를 목표로

후쿠다(福田哲朗)(71세, 千葉縣)

방광염에 걸려 병원에 갔다. 요검사를 하였는데, 그 때에「요에 당이 나오고 있다」는 지적을 받았다. 플러스 3이나 나오고 있기 때문에 혹시라도 혈당치가 꽤 높아질지도 모른다고 해서, 다음 날 혈액검사를 받았다. 검사에서의 혈당치는 127mg/dL였기 때문에 조금 안심했지만, 나의 경우 식후에 급격하게 혈당치가 올라가는 것 같다. 식사에 주의하면 식후에도 160mg/dL 이하가 되지만, 조금이라도 단 것을 먹으면 요에 당이 나와서 190 이상이 되는 것이다. 신문에서 알게 된「누에분말정제」를 주문하여 먹어보았더니 1개월 후에는 혈당치가 109mg/dL로 되어 있었다.

혈당치는 늘 올라갔다 내려갔다 하는 것이어서 안심할 수 없다. 그 후 1주일 정도는 식후 2시간의 요당을 집에서 측정하고 있었다. 그동안 한 번도 요당이 나오지 않았기 때문에「누에분말정제」가 좋은 것을 확신하였다. 요에 당이 나오지 않고, 혈당치는 정상으로 돌아왔기 때문에 감격하였다. 이렇게 빨리 좋아지리라고는 생각해보지도 못하였다. 엉뚱하게 발견된 당뇨병이지만 여러 가지 증상이 나오기 전에 치료할 수 있는 것이 있어 행복하다. 혈당치가 높아져 걱정하는 친구에게도 「여하튼 속았다고 생각하고 3개월만 먹어 보세요」라고 추천한다. 누에분말이 100% 효과 있다고 말할 수는 없겠지만, 적어도 나에게는 확실하게 건강식품이다. 한참 계속하여 공복시 혈당이 두 자리가 될 때까지 노력하고 싶다.

안녕 인슐린 주사

임수박(林秀博)(60세, 大阪府)

나는 5년 전부터 당뇨병이라 진단받아 약을 복용하여 왔다. 3년 전부터는 1일 2회의 인슐린 주사도 맞아 왔다. 당뇨병은 평생 친구처럼 가야만 한다고 하는 절반의 체념을 하면서 번거로운 주사, 식사요법 등을 하여왔다. 공구점을 운영하고 있기 때문에 밖에서의 작업이 많고, 인슐린주사를 맞는 것이 아주 번거롭다. 그것 이상으로 귀찮은 것이 인슐린에 의한 저혈당 증상이다. 밤중에 저혈당증상이 나와 당황한 적이 몇 번이나 있었지만, 가장 무서운 것은 자동차 운전 중과 높은 곳에서 작업하고 있을 때에 머리가 멍하게 되는 경우이다.

그런 여러 가지 불편을 느끼면서 합병증을 예방하고 싶은 것 때문에 인슐린 주사를 계속하고 있었다. 그런데 지금은 고혈당도 저혈당도 걱정 없이 끝내주어 고마운 것이 있다. 반신반의했던 누에분말인데, 3개월 후에는 350 이상이었던 혈당치가 200 전후로 안정된 것이다. 물론 인슐린주사는 중단했다. 인슐린과 약을 중단하고 나서는 저혈당의 걱정이 없어졌기 때문에 어디에 나가더라도 불안감이 없다. 지금은 인슐린을 맞지 않고 식전의 혈당치가 145로 되었다. 약도 먹지 않는다. 나의 경우 누에분말만 먹고 있으면 혈당치가 거의 정상이기 때문에 벌써 3년이나 계속 먹고 있다. 완쾌를 향해 지금부터라도 누에분말을 계속 먹으려고 생각하고 있다. 부작용의 걱정이 없기 때문에 그 날의 몸 상태와 일정, 식사의 메뉴 등에 맞추어 정제의 양을 조절하면서 간식 감각으로 먹고 있다.

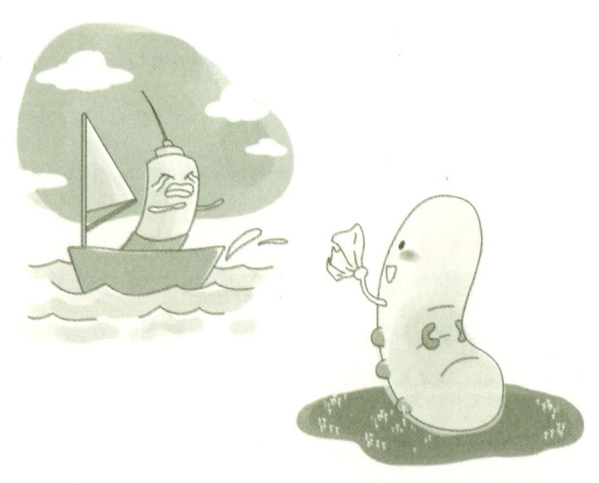

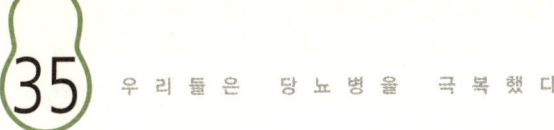

식사 운동요법으로도 효과가 없었지만 누에를 만나 절망이 희망으로 변신

야마무라(山村和孝)(52세, 石川縣)

50세를 넘겼더니 나뿐만 아니라 주위의 친구 중에도 당뇨병으로 걱정하는 사람이 늘어났다. 당뇨병은 낫는 병이 아니라고 듣고 있기 때문에 심하게 짓눌리는 느낌을 갖는 것이다. 마치 끝이 없는 마라톤을 강요받고 있는 것 같아 마음이 무겁다. 나와 같이 당뇨병으로 고민하는 친구가 빌려준 책을 읽고 누에에 관해 알게 되었다. 누에를 먹는다는 것에 처음에는 약간 저항이 있었지만, 과감하게 「누에분말정제」를 주문하였다.

나는 병원의 약을 먹고 있었지만, 혈당치는 180 정도였다. 식사는 칼로리 계산을 하고, 운동(산보)도 열심히 하였다. 정말로 큰 변화였다. 어느 정도 노력하여도 결과가 나오지 않아 절반은 체념한 것이다. 그러던 중 8월부터 「누에분말정제」를 먹기 시작하였다. 2주일 후의 검사에서는 150으로 내려갔다. 「건강식품 따위」라고 좀 업신여겼지만, 그 이후는 희망을 가지면서 먹고 있었다. 더욱이 11월의 검사에서는 의사가 「130까지 내려갔네요」라고 말하면서 놀랐다.
혹시라도 또 정상치로 돌아오지 않을까 하고 진심으로 생각한다. 물
론 「누에분말정제」만 의지하지 않고, 자기 스스로 노력할 것이라 결
심하고 있다. 친구들도 누에분말을 시험하기 시작하였으므로 어떠
한 결과가 나올까 하는 것이 재미있다.

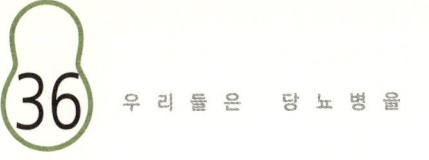

3개월로 목의 갈증이 없어지고 요당치가 정상으로

오오이케(大池繁治)(56세, 大阪府)

현재 10년간 당뇨병으로 고생하고 있다. 최초 1개월 동안 한 번도 빠지지 않고 통원하였지만, 약을 먹고 있어도 크게 좋아지지 않고, 의사는 좀더 절제해달라고 성가시게 말하기 때문에 점점 발걸음이 멀어져 갔다. 병원에는 2년 정도 가지 않았지만, 자신 나름대로 칼로리를 눈대중으로 계산하여 절제하는 식사를 하고 있으며, 좋아하는 술도 적극적으로 절제하여 왔다. 아내는 당뇨병식의 책을 사와서 나에게 맞는 메뉴로 요리하여 주었다.

당뇨병식이라는 것은 일반인에 있어서도 건강에 좋은 메뉴라고 하여 처도 함께 동조해주고 있다. 점심 식사는 외식이 많기 때문에 그다지 잘 컨트롤할 수 없다고 생각하였다. 특히 합병증은 나오지 않고 있기 때문에 합병증의 무서움을 실감할 수 없었지만, 실명이라든지 인공투석이라든지 이야기를 들으면 역시 움찔한다. 그래서 매일 아침 검사지로 요 당분을 측정하고 있다.

측정할 때마다 진한 흑색이 되어 버리는 시험지를 보면 나의 기분도 아주 어둡게 되었다. 혈당치를 내릴 수 있다는 녹차를 1년 이상 마시고 있었지만 그다지 효과가 없었던 것 같다. 그러나 「누에분 말정제」를 먹고 3개월이 지났을 때에는 정상의 색(청색)으로 되었다. 이러한 일은 지금까지 한 번도 없었기 때문에 뭔가 다르다고 생각하고 2시간 후에 다시 한 번 더 측정해보았지만 역시 정상이었다. 언제 합병증이 나올까 벌벌 떨고 있지만, 지금으로서는 마음이 상쾌하다. 목의 갈증으로 밤중에 일어나는 것도 언제부터인지 없어졌다. 신년에는 한 번 더 병원에 가서 확실하게 검사하겠다. 주문하면 다음 날에는 배달된다니 고마운 일이다. 앞으로도 이런 마음가짐으로 계속해주세요. 누에분말에게 감사하고 있습니다.

가벼운 기분으로 시작한 누에.
예상이상의 효과로 기쁩니다.

스기모토(杉本直也)(67세, 岐阜縣)

처음으로 의사에게 진찰받았을 때 혈당치가 260이었다. 식후 혈당 치의 상승을 막아준다고 하는 약을 복용하고 있었지만, 반년 정도로 간 기능의 수치를 악화하였기 때문에 복용중지하게 되었다. 의사는 「잘못된 종류의 약을 주었네요」라고 말하였지만, 부작용이 걱정되어 약은 이제 조금도 기다리고 싶지 않다고 전하였다. 약을 먹지 않고 식사의 절제와 운동 등을 하였지만 혈당치는 240~260이었다. 다른 사람은 「260이나 되는데 약을 주지 않아요?」등의 말을 하지만, 내가 거절하고 있을 뿐이다. 4개월 전에는 의사로부터 「다음번의 진찰 때에는 개선되지 않으면 약을 드시지요. 합병증이 오고 나서는 늦어요」라고 말씀하셨다.

조금이라도 혈당치가 개선되면 좋겠다고 생각해 가벼운 기분으로 시작한 누에이지만, 기대이상의 효과가 있었다. 누에를 먹기 시작하여 1개월 후에는 혈당치가 200으로 되었다. 의사는 조금 망설

이면서 「으응! 앞으로 1개월 상태를 봅시다」라고 말하였다. 그리고 2개월 후에는 170으로 내려간 것이다. 그리고 4개월 후에는 145로 , 헤모글로빈 A1c도 10.5%에서 8.2%로 내려갔다. 현재도 혈당치는 140∼150 정도의 변이를 보이고, 헤모글로빈 A1c도 아직 계속 내려가고 있다. 누에를 계속 먹으면서 식사와 운동에도 배려하여 어떻게든 정상치가 되도록 노력하겠다.

의사도 놀랄 정도의 고혈당이
거의 정상치로

다카하시(高橋信道)(48세, 東京都)

매년 받고 있는 회사의 건강진단에서 고혈당을 지적 받은 것이 5년 전이다. 외근영업을 쭉 해 와서 겨우 사내의 관리부문에 직무를 맡게 되었기 때문에 기력 충실할 마음으로 가득 차 있을 때쯤이었다. 한번 병원에서 상세하게 검사를 받으라고 말하였지만, 여하튼 큰일은 아닐 것이라고 방심하였는데, 어느 날 몸의 이상을 느끼기 시작하였다. 아침에 잠에서 깨어남이 산뜻하지 못하고 어쩐지 일어나도 몸의 여기저기가 저린 것 같은 느낌이고, 칫솔을 드는 것만으로도 몹시 무겁게 느껴진다. 통근전차 속에서는 자리에 앉고 싶어 참을 수가 없지만, 대부분의 경우 공석은 없어 그럭저럭 손잡이를 잡고 환승역으로 간다.

　도중에 역에서 공연히 목이 타는 것이다. 역의 홈에 있는 자동판매기에서 주스를 사서 그 자리에서 마시고 다시 전차를 타고 회사로. 회사에 도착하면 먼저 물을 두 잔 마시고 소변을 본다. 회사에서 화장실에 가는 횟수는 단연코 내가 톱이다. 회사의 부하로부터 그것을 지적받고 문득 생각한 것은 그렇게 말하면 밤중에도 반드시 1회는 화장실에 가고 있다고 하는 것이다. 식욕은 왕성하고 맥주도 맛있다. 그렇지만 체중은 서서히 줄고 있었다. 신장은 175cm로 체중 68kg이 보통이었지만, 5개월 사이에 5kg이나 준 것이다. 바지의 사이즈가 맞지 않게 되어 싫든 좋든 체중 감소를 알게 되었다. 역시 한 번 병원에 가서 확실하게 검사받는 것이 좋을 것이라 생각하고, 1995년에 병원에서 진찰을 받았다. 병원에서는 요당검사, 혈액검사, 문진, 촉진 등을 한 후 내일 다시 한 번 더 오라고 이야기하였다.

다음 날 진찰실로 들어갔더니 의사는 나의 검사 결과를 보면서 「허어」하고 감탄하는 목소리를 내고 나서 「당신, 이 몸으로 일을 잘 할 수 있었어요. 당뇨병입니다. 그것도 꽤 진행하고 있다고 생각됩니다. 오늘이라도 입원하는 것이 좋을 것입니다만, 일의 사정은 어떤지요?」하고 말하여 나는 깜짝 놀랐다. 가벼운 당뇨병이라고만 생각하고 있었는데 꽤 진행하고 있다는 말을 들은 데다 즉시 입원하라고 한 것이므로 놀란 것도 무리는 아니었다. 일의 형편을 갖다 붙이는 것은 큰일이었지만, 여하튼 다음 날 입원하기로 하였다. 퇴원은 빨라야 10일, 늦으면 1개월이라 선고 받았다. 인슐린을 1일에 4회 주사를 맞았다.

나는 혈당치가 400mg/dL을 넘고 있었던 것 같다. 헤모글로빈 A1c도 11.8%이고, 상세하게 검사해보면 몸속이 나쁜 것 덩어리로 혈당치만이 아니고 중성지방과 총콜레스테롤도 정상치의 2배 이상이라는 것을 알았다. 입원 중 병원에서 만난 당뇨병 환자는 모두 나보다도 중증인 사람이었다. 망막 출혈이 있어 레이저로 태우고 안대를 하고 있는 사람, 인공투석중인 사람, 한 쪽의 발목으로부터 앞쪽이 없는 사람. 당뇨병을 대수롭지 않게 보고 있던 나에게 있어서는 어느 것이나 다 충격적이었다. 평소 먹고 있던 식사에 비하면 절반에도 차지 않는 병원식도 참고 견디어, 결코 군것질은 하지 않았고, 2주일째부터 시작한 3km의 산보도 열심히 하였다. 결국 나는 3주일 동안 입원하고 있었지만, 주위의 사람이 놀랄 정도의 회복력이었다. 1개월에 한 번 통원하면서 검사를 받고 있었는데, 1996년 6월에는 이제 약을 먹지 않고 식사요법과 운동요법만으로 해보려고 하였다. 약을 중단하였을 때의 혈당치는 공복 시에 168mg/dL였다. 나와 같은 경우는 매우 드문 것 같지만, 나는 스스로의 노력이 보답 받은 것 같아 정말 기뻤다. 그로부터 3년간, 식사, 운동요법은 착실하게 하고 있었던 셈이지만, 교제로 마시는 술의 양이 서서히 늘어나고 있었다. 1999년에는 혈당치 204mg/dL, 글리코 헤모글로빈 8.1%까지 악화되었다. 그래서 누에분말에게 도움을 구한 것이다. 누에의 효과를 알기 위하여 나는 공복 시와 식후의 혈당치를 측정하였는데, 1개월 정도로 공복 시는 190mg/dL로 그다지 변하지 않았다. 그러나 식후의 혈당치는 270mg/dL이던 것이 220~240mg/dL로 나아졌다. 2개월이 지나서 공복 시 165mg/dL로 내려가고 식후도 200mg/dL 정도이다. 그로부터 오늘까지 수치는 변함이 없다. 놀란 것은 맥주를 2, 3병 마셔버린 다음 날에도 전혀 혈당치가 올라가지 않은 것이다. 게다가 공복감을 그다지 느끼지 않게 되었다는 것이 고맙다. 나는 약까지도 복용 중지하게 될 정도의 회복력을 갖고 있었으므로 누에분말과 함께 언젠가는 당뇨병과 작별할 수 있다고 생각한다. 우선 앞으로 한참 동안은 누에의 신세를 질 것이다.

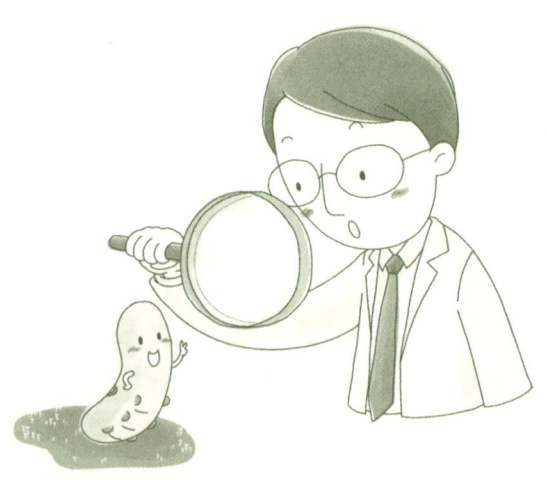

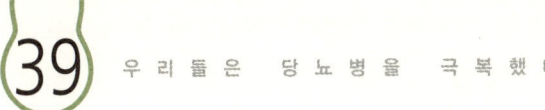

당뇨병체질이 개선. 절망하지 않고
누에의 효과를 6개월째 가까스로 확인

고바야시(小林英昭)(72세, 愛知縣)

당뇨병으로 10년 이상 약을 먹고 있다. 최근에는 나이 탓인지, 약의
효과가 약해져 가는지 모르겠지만, 혈당치가 200mg/dL를 넘게 되
었다. 나는 단 것은 특별히 좋아하지도 않고, 오랫동안 농업을 해 와
서 몸을 움직이는 것도 힘겹지 않았다. 그런데도 혈당치가 올라가고
있으므로 체질적인 것이다. 무언가 하지 않으면 안 된다고 생각하여
「누에분말정제」를 먹기 시작하였다. 대략 3개월 정도로 개선효과가
보인다고 들었기 때문에 먼저 3개월 먹어보기로 하고 시작하였다.
전혀 좋아지지 않았다. 먹기 시작하여 2개월째의 검사에서는 글리
코 헤모글로빈은 내려갔지만, 혈당치는 역으로 올라가고 말았다. 그
후는 슬슬 습성처럼 먹고 있었지만, 반년 간 먹어도 효과가 나지 않
아 이제 그만둘까하고 생각하였다.

「누에분말정제」를 먹기 시작하여 정확히 6개월이 되고, 가까스로
효과가 나오기 시작하였다. 7개월째에는 놀랍게도 3년만에 200mg/dL

를 밑돌았다는 것이다. 콜레스테롤이라든가 중성지방도 떨어진 것이어서 매우 기쁘다. 겨우 효과가 확인되었기 때문에 다음번의 목표는 완치하여 구입한 책의 제명처럼 「사라바(안녕)당뇨병」이 될지 어떨지 기대하고 있다.

회사의 건강진단에서 요당이 나오다. 누에분말을 먹으면서 생활전반을 개선

스기야마(杉山一樹)(50세, 滋賀縣)

회사의 건강진단에서 요당이 나오고 있다고 들었다. 그러한 말을 듣고 보니 수분을 섭취하는 양이 늘어나서 요의 횟수와 양도 늘어난 것 같은 느낌이 들었다. 가끔 발이 저린 것과 같은 느낌이 있었다. 병원에서 진단받았는데 그 정도 염려할 것은 아니라고 하여 여하튼 식사에 주의하며, 가능한 한 걷기로 하였다. 그리고 2개월에 한 번은 진찰을 받기로 하였지만, 이후 두 번 통원했을 뿐, 그 후 병원에는 간 적이 없다. 악화하는 것이 없어져서 별다른 의미가 없지 않는가 하고 느꼈기 때문이다. 그러나 모르는 사이에 악화될지도 몰라 시판하는 요검사지를 사서 때때로 나 자신이 검사하고 있다. 그 검사에서도 요당은 나왔다가 안 나왔다가 하였다. 나와 같이 당뇨병에 걸려 있는 친구가 「사라바 당뇨병」이라는 책을 빌려주어 읽어 보았다. 당뇨병에 관한 책을 읽은 것은 처음이었다. 책을 읽음에 따라 자기가 당뇨병이라는 것을 완전히 알고 있지 않았다고 통감하였다. 경계선형이라도 결코 안심해서는 안 된다. 방치하면 인슐린주사가 필요하게 되는 경우가 있을지도 몰랐다. 달콤한 생각을 바꾸어 누에의 정제를 먹으면서 생활전반을 개선하려고 노력하고 있다. 물론 술과 식사는 조심하고 있으며, 지금까지는 기분전환 정도로밖에 생각지 않았던 산보도 「운동요법」이라고 인식하고 열심히 하고 있다. 누에의 정제를 먹기 시작한지 2개월이지만, 한 번도 요당이 나온 적이 없다. 몸의 나른함이 없어져 가벼워진 것 같다. 당뇨병을 고칠 자신이 솟아나고 있다.

헤모글로빈 A1c의 수치를 보고 의사가 놀라! 20년 된 당뇨병이 2개월 반으로 개선

이이타(伊伊田치요)(78세, 千葉縣)

20년이나 당뇨병에 시달리며 지금까지 겪은 불안과 괴로움은 헤아릴 수 없을 정도였다. 자식이 누에의 식품인 「누에분말정제」를 선물로 주어 즉시 먹어 보았다. 의원에는 2주일에 한 번 통원하여 약을 받았다.

식후 1시간 반의 혈당치의 기록을 보면 다음과 같다.

- 복용 후 1주일 혈당치 270mg/dL.헤모글로빈 A1c 7.1%
- 2개월 혈당치 220mg/dL 헤모글로빈 A1c 7.5%
- 2개월 반 혈당치 239mg/dL 헤모글로빈 A1c 4.9%

담당의사는 헤모글로빈 A1c가 정상치인 것에 깜짝 놀라서, 검사실에 「틀림없는 것인가」라고 물어볼 정도였다. 틀림없다는 것을 알고도 이상한 듯하였다. 「혈당치가 아직 200 이상인데도, 선생 헤모글로빈이 내려간 것은 이해할 수 없는 것」이라고 말하였다.

나는 어려운 것은 알지 못하였지만, 어떻게 해서라도 좋아졌다면 기쁜 것이다. 3개월 후의 검사에서도 혈당치는 198mg/dL, 헤모글로빈 A1c 5.2%로 양호하였다. 앞으로도 계속하여 복용해 가고 싶다는 생각을 하고 있다.

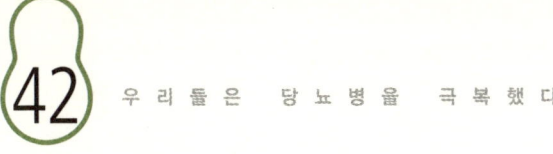

42 우리둘은 당뇨병을 극복했다

식후 혈당 급상승이 없어지고,
변비도 개선

도미다(富田弘二)(75세, 鹿兒島縣)

식전의 혈당치는 180~200mg/dL지만, 식후에는 최고 300mg/dL 정도로 높다. 그리고 식후 2시간을 지났을 때 쑥 내려가는 것이다. 선생은 「인슐린이 나오는 시간이 어긋나고 있다」고 하지만, 지금으로서는 치료할 방법이 없기 때문에 여하튼 공복 시의 혈당치를 좀 더 내리도록 노력하고 있다. 당뇨병인 사람은 목이 탄다고 말하지만, 나는 고령이라서 그런지 별다른 목의 갈증은 느끼지 못한다. 목의 갈증은 없지만, 아무래도 입속의 갈증이 있는 느낌이 있어 혀가 잘 움직여 주지 않아 매우 어려운 때가 가끔 있다.

신문의 광고를 보고 「누에분말정제」를 샀다. 「누에분말정제」를 먹기 시작하고 1개월째 식전의 혈당치가 178mg/dL, 2개월에 164mg/dL, 3개월에 144mg/dL로 되었다. 4개월째의 검사에서는 식후 1시간의 혈당치를 측정해 주었다. 그러자 220mg/dL까지 내려가 있었다. 변비기미였던 것도 해소되어 오랜만에 쾌식, 쾌면, 쾌변을 만끽하였다. 「누에분말정제」는 확실히 효과를 실감할 수 있어 친구들에게도 적극적으로 가르쳐 주었다.

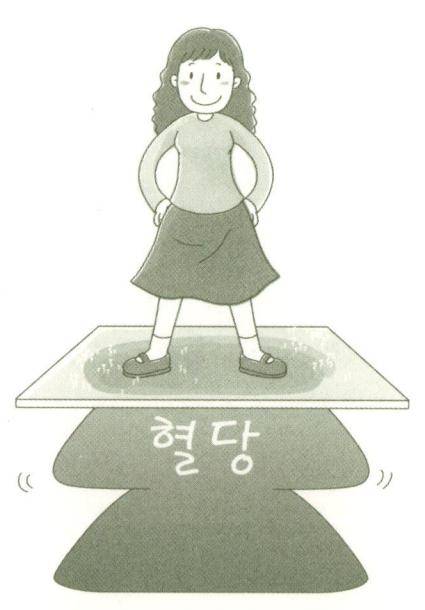

생활상의 스트레스가 원인으로 500까지 올라간 혈당치가 현재는 130으로 안정

하마우라(浜浦福江)(52세, 愛知縣)

전업주부인 내가 입원한다는 것은 결혼 이래 처음 있는 일이었다. 원인은 확실하지 않지만, 혈당치가 급격하게 올라가서 500mg/dL 를 넘은 것이다. 미혼의 자식과 남편의 보살핌 등을 할 수가 없기 때문에 어떻게 해서든지 자택요양으로 마치고 싶었지만, 의사는 아무래도 입원하도록 강하게 말했기 때문에 결국 2주일 입원을 하게 되었다.

나의 어머니가 돌아가신 원인은 당뇨병이라고 들었지만, 어머니의 경우는 여러 가지 증상이 나와 결국 신부전이 직접적인 원인이었다고 생각한다. 유전적인 요소는 다소 있었다고 생각하지만, 왜 갑자기. 의사는 무언가 육체적, 정신적인 고통이 계기가 된 것은 아닌가하고 말하였다. 짐작이 가는 것이라면, 입원 2주일 전에 자전거끼리 충돌하여 손등이 찢어지는 부상을 입은 것과 1개월 전에 이사온 것뿐이었다. 퇴원 후에는 오이글루콘을 아침에 1정, 식전에 베이

슨을 복용하고 있다. 퇴원하고 나서의 혈당치는 대체로 150~190 (공복 시)이었지만, 누에의 정제를 먹고 4개월째에는 130이상으로 된 적이 없었다. 덕분에 화장실에 가는 횟수가 줄어들고, 몸의 나른함도 없어지고, 변통도 좋아졌다.

헤모글로빈 A1c, 혈압, 혈당치가 2개월 만에 완전히 정상치로

나카모토(仲本一男)(67세, 靜岡縣)

사람은 병에 걸릴 때에는 여기저기가 한번에 나오게 된다. 통풍과 같은 증상이 있었기 때문에 병원에 가서 검사를 하였다. 요산치는 올라가지 않았기 때문에 통풍의 의심은 풀렸지만, 그 외의 검사결과는

- 혈당치 174mg/dL(정상치 110 이하)
- 헤모글로빈 A1c 7.2%(정상치 4.3~5.8%)
- GOT 87(정상치 5~35)
- GPT 113(정상치 5~25)
- 총콜레스테롤 220(정상치 120~220)
- 혈압 165/102(정상치 139 이하/89 이하)로 되어 있었다.

의사로부터는 뇌경색과 심근경색, 거기에 신장−간장 질환이 언제 발증해도 이상하지 않는 상황이라고 들었다. 그 이후 음식에 주의하고 가능한 한 몸을 움직이도록 하고 있지만, 혈당치의 내려감을

생각하고 싶지 않아서 누에분말의 정제를 먹기로 하였다.

아직 2개월밖에 먹지 않았기 때문에 지금부터 어떻게 될까 알 수 없지만 꽤 효과가 나올 것 같다.

최근의 검사에서는

- 혈압 130/70
- 혈당치 120
- 헤모글로빈 A1c 6.7%로 개선되었다. 몸의 상태도 매우 좋아졌기 때문에 오랫동안 계속할 것이다.

신경장애로부터 양쪽 발을 절단,
죽음의 공포에서 생환

도리자와(鳥澤幸雄)(72세, 千葉縣)

50세 전후로 해서 당뇨병이라 진단받고 급격하게 악화하여 20년 전부터 인슐린 주사를 하면서 치료를 하여 왔지만, 합병증은 이곳저곳에서 나왔다. 그 중 제일가는 것이 발의 괴저이다. 1999년에 결국 양 발을 무릎 밑에서 절단하였다. 의사는 「절단해도 생명은 보증할 수 없다」고 말하였기 때문에 나도 마음이 약해지게 되었다. 문병 온 가족—친척의 얼굴도 꽤 불안해 보이는 것이, 수술에 관해서는 가능한 한 화제가 되지 않도록 한 것 같았다.

나는 수술이 잘 되어도 어차피 살아서 돌아올 수 없을 거라고 각오하고 가족에게는 「장례식의 준비를 해두어」라고 생떼를 부리고 있었다. 수술은 잘 된 것 같았지만 혈당치는 높아서 다음은 어떠한 합병증이 나와 어떠한 수술을 받을 것인지 걱정하고 있을 즈음에 「누에분말정제」를 알고 입원 중에 약과 함께 먹었다. 그러자 혈당치의 컨트롤이 원활하게 되어, 신장과 눈 등 외의 합병증도 그 정도로 악화되지 않았기 때문에 수술 후 2개월 반이 되고 나서 퇴원하였다. 나로 인하여 가족에게 웃음이 되돌아 온 것이 무엇보다도 다행한 일이었다. 누에분말로 모든 당뇨환자들이 나을 수 없을까. 나처럼 극적으로 잘 된 경우도 있으므로 한번 시도할 가치는 충분하다고 생각한다.

46

건강불안이 앗 하는 사이에 해소되었다.
가벼운 기분으로 먹은 누에에 생각지
않은 효과가

기쿠하라(菊原千惠)(63세, 鹿兒島縣)

혈당치가 높았기 때문에 2개월마다 정기검사를 받고 있었지만, 2000년 1월부터는 콜레스테롤과 중성지방까지 올라갔다. 혈당치는 쭉 130~150mg/dL로, 중성지방은 150, 총콜레스테롤은 220으로 되었다. 극단적으로 높은 수치는 아니기 때문에 걱정할 것은 아니라고 들었지만, 지금까지 낮았던 수치가 갑자기 올라갔으니 걱정하지 않을 수 없다. 병원에서 돌아오다 들른 책방에서 「사라바 당뇨병」이라는 책을 보고 서둘러 누에 건강식품을 구매하였다. 그 때의 심경은 「속아도 좋다」는 것으로 즉시 효과를 실감할 수 있다는 것은 생각할 수 없었다. 그것이 3월의 검사에서는 혈당치 121mg/dL, 중성지방 110, 총콜레스테롤 161로 완전히 안정권에 들어왔다.

혈당치는 아직 높지만, 개선의 전망이 있기 때문에 자신을 갖고 요양하고 있다. 아직 마음도 몸도 젊은 편인데 누에의 힘을 빌

	아침 식전30분	점심 식전30분	저녁 식전30분
12월15일(mg/dL)	235	254	221
3월15일(mg/dL)	159	146	156
4월15일(mg/dL)	137	138	129

려서 앞으로도 건강을 유지해 갈 것이다. 누에는 약과 같이 대단한 효과가 있으면서 부작용의 걱정을 하지 않고 치료되는 것이 기쁜 일이다.

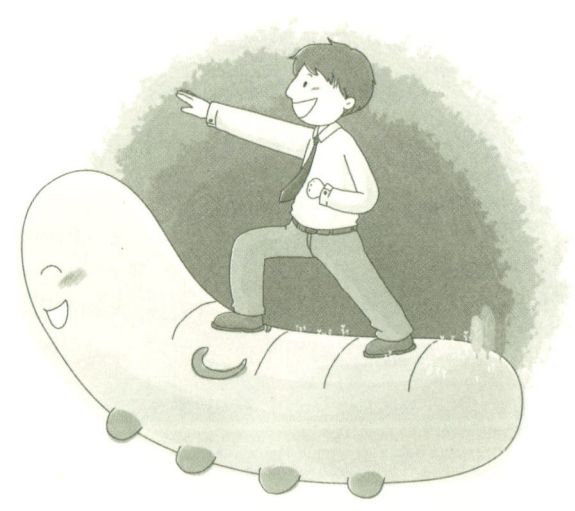

4회 절단수술로 절망인 상황이었지만, 지금에는 가족에게도 웃는 얼굴이

우시지마(牛島幸隆)(85세, 千葉縣)

당뇨병으로 입원 중에 신문지상에서 당뇨병의 책 광고를 보았다. 누에의 분말을 소개한 그 책을 주문하여 읽었다. 당뇨병에 관해서 상세하게 해설하고 있으며, 누에분말의 효능에 관해서 한국정부가 발표하고 있는 점 등으로 꽤 신뢰할 수 있다고 생각했다. 누에분말이용의 건강식품「누에분말정제」를 주문하였다. 이런 연령의 몸으로 입원 중 4회의 절단수술을 하였다.「누에분말정제」를 먹기 전에는 수술 후의 상처가 나빠져서 치료에 고생하였지만, 최후의 수술을 하고 나서는 상처의 치료에 문제가 없이 호조로 2개월 후에는 퇴원할 수 있었다. 가족들은「다음의 환영은 검은 자동차가 되었으면」등의 이야기를 하고 있었지만, 지금으로서는 웃는 이야기이다. 자식의 자동차로 집에 돌아오면서 기적이라고밖에 할 수 없는 누에의 극적인 효과에 감사하고 있다.

지금으로서는 당뇨병 환자가 있으면 누구라고 할 것 없이「누에분말정제」를 가르쳐 주고 있다. 상품에 동봉되어 오는 팸플릿을 벌써 4, 5명에게 나누어주었다. 아직 걸을 수는 없지만 자택에서 평온한 나날을 보낼 수 있는 것이 정말 행복하다.

망막증과 자율신경장애로 생각했던 것이
누에분말 덕분에 혈당치가 반감.

모리야마(森山舜)(58세, 東京都)

나는 젊을 때부터 밥을 빨리 먹고 대식가였다. 음식에 대하여 달리 호화스럽다고는 할 수 없다. 변변치 않은 식사라도 맛이 없지 않기 때문에, 먹는 양이 많은 것이다. 당뇨 병력은 약 10년으로 공복 시의 혈당치가 대개 200mg/dL 정도였다. 현재 합병증으로서 망막증과 자율신경장애를 앓고 있어 망막을 두 번 레이저로 태웠다. 4년 정도 전부터 낮잠 자고 있을 때에 발이 아프기도 하고 저리기도 하였다. 그것이 2년 전부터는 낮 동안에도 쥐가 나기도 하고, 발의 뒤가 저리기도 하여 걷는 것이 고통일 정도였다. 식사요법을 실행하고 있었지만 좀처럼 효과가 나오지 않아 어찌하여도 식후에는 혈당치가 230~260mg/dL까지 올라가고 말았다. 1999년 12월부터 누에분말의 정제를 하루에 15정 먹으면서 식사요법도 행하고 있다. 경과는 다음과 같다.

현재는 양발의 저림이 개선되어 오고 있기 때문에 이대로 혈당치의 상태가 좋아진다면 완치된다고 생각한다. 순식간에 혈당치가 내려갔기 때문에 식사요법도 할 만한 가치가 나왔다. 병원의 담당의는 누에분말을 모르는 채 「내가 생각한대로 개선되고 있기 때문에 이 상태로 가면 완쾌도 가깝겠다」며 기뻐해주고 있다. 좀 더 시간이 지나면 「실은 누에 건강식품을 먹고 있었다」고 선생에게 이야기 할 예정이다. 같은 병원에서 고생하고 있는 직장의 친구에게 소개했더니 「매우 효과가 있었다」고 매우 기뻐하였다.

혈당치개선의 원인은 역시 누에분말이었다. 누에분말이 식사-운동요법을 서포트

키타다니(北谷正治)(71세, 大阪府)

신문광고에서 「사라바 당뇨병」이라는 책을 알고, 책을 읽은 후에 누에분말의 정제를 구입하였다. 25년 이래 당뇨병으로 2주일에 한 번 병원에서 검사를 받고 있었다. 상태가 좋을 때에 혈당치 220mg/dL,

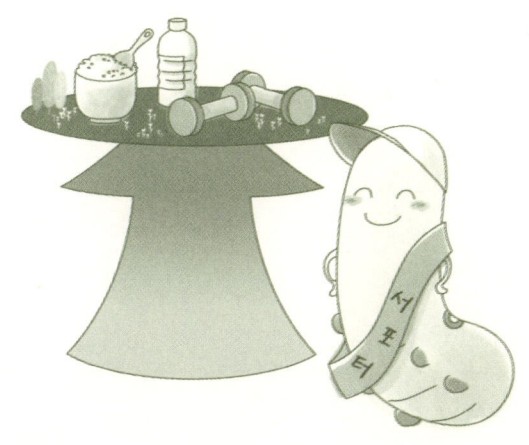

나쁠 때는 270mg/dL 정도까지 되어 있었다. 1999년 11월부터 누에 정제를 먹기 시작하고 4개월로 훌륭한 효과가 나타났다.

	식후 2시간 혈당치(mg/dL)
1월 26일	229
2월 9일	204
2월 22일	170
3월 8일	155
3월 22일	144

3월의 시점에서 나는 아주 안심하고 있었다. 의사가 말하는 대로 식사제한과 운동요법에 몰두하여 온 성과라고 생각하였다. 건강식품이 정말 효과가 있다는 것은 생각지 않았기 때문에 3월말로 누에 분말 정제를 중지하였다. 혈당치가 개선된 진정한 이유를 알고 싶다고 하는 생각도 있었다. 누에 건강식품을 그만두었던 바로 그 순간 혈당치가 서서히 올라가기 시작하였다.

	식후 2시간 혈당(mg/dL)
4월 5일	178
4월 19일	195

이 상태에는 역시 당황하였다. 「역시 누에 건강식품이 효과가 있었다!」 이렇게 생각한 나는 4월 21일부터 다시 누에 건강식품을 재개하였다. 그러자 5월 2일에는 또 156으로 내려갔다. 혈당치가 내려가는 이유가 확실한 이상, 지금부터는 태만하지 않고 누에를 계속하면서 완치를 목표로 한다. 정말 누에야말로 당뇨병 환자에게는 좋은 것이다.

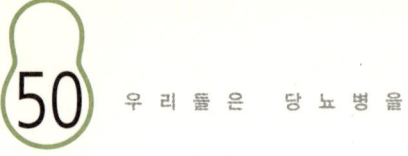

갑자기 당뇨병 선고로 당황하였지만, 누에분말 덕분에 즉시 개선되었다.

아다치(安達友幸)(68세, 福岡縣)

회사에서 근무하고 있을 때는 1년에 1회의 건강검진이 있었다. 당은 전혀 나오지 않고, 몸에 어떠한 이상은 없었다. 이 즈음의 체중이 최고로 신장은 158cm밖에 되지 않는데 체중은 75kg이나 되었다. 직장을 그만두고 나서 이 체격 그대로는 안 된다고 생각하여 지인으로부터 받은 국립병원의 다이어트 메뉴를 숙지하고, 2주일에 5kg의 감량에 성공하였다. 그 중에는 1주일에 5kg 감량한 사람도 있지만, 나도 단기간에 5kg의 감량에 성공하였기 때문에 나 자신도 놀랐다. 자기 스스로 자신을 칭찬해주고 싶은 기분이었다.

나는 이전부터 위가 약하여 위궤양 약을 먹고 있었다. 6년 전에 주치의 선생이 돌아가셨기 때문에 처방약을 구하기가 어려워져, 지금까지 먹고 있는 위궤양 약을 찾다가 겨우 먹고 있던 약에 가까운 것을 우여곡절 끝에 구하였다.

새로운 병원에서 위 검사와 관련해 당 검사를 하기로 하였다. 그 때 요 검사결과는 뜻밖에도 +3이었던 것이다. 그리고 식후 2시간의 혈당치가 263이나 되었다. 물론 당뇨병이라 진단되었다. 263이라는 숫자는 너무나도 쇼크라서 지금까지도 잊을 수가 없다.

당시 자각증상은 전혀 없었다. 이전의 병원에서는 당뇨의 검사를 한 적이 없었기 때문에 병원을 바꾸지 않았으면 당뇨병이라는 것을 알 수가 없었던 것이다. 설마 내가 당뇨병 따위로 진단받다니, 믿을 수 없다는 생각이 가득했다. 그러나 자각증상이 없었다는 것은 당뇨병을 조기에 발견할 수 없는 것이라 생각하므로 말하는 사람은 이상할지도 모르겠지만, 운이 좋았던 것인지도 모른다. 병원의 선생이 돌아가신 것도 운명일 것이다. 그런 일이 없었다면 자각증상이 있기까지 당뇨병을 방치했으리라고 본다.

직장을 그만두고는 체중을 줄이라고 성가시게 듣고 있었다. 1주일 간격으로 병원에 다니고 있었지만, 좀처럼 체중이 줄지 않고 갈 때마다 의사로부터 꾸중만 들어왔다. 병원에 가는 것이 몹시 싫어지게 될 정도였다. 나는 요통이 있어 운동이라는 운동은 할 수가 없었기 때문에 산보라는 느낌으로 하고, 식사 방법에도 배려하도록 했다. 열심히 노력한 탓인지, 체중이 조금씩 떨어지고 의사로부터는 때때로 칭찬받을 정도까지 되었다. 나는 본래 체중이 건장하지 않은 편으로, 폐암의 수술을 작년 1월에 받은 적이 있다.

체중은 줄여왔지만, 혈당치가 좀처럼 내려가지 않았기 때문에 1개월간 교육 입원하는 것으로 되었다. 그러나 당일에 아내의 간장암이 발견되어 입원하게 되었기 때문에 내가 교육 입원할 형편이 아니었다. 두 사람이 함께 집을 비워두는 것은 무리이기 때문에 나는 입원을 단념하고 영양사로부터 지도를 받으면서 그것에 근거하여 식사요법과 함께 산보를 열심히 하기로 하였다.

지금까지 1년하고 수개월이 되었지만, 어떤 건강식품을 1년간 정도 시도하였다. 의사는 지도로 1,600kcal짜리 식사를 하라고 하였지만, 딸로부터 「조금 줄여서 1,400kcal로 노력해 보았으면!」이라고 듣고 솔직하게 따라했다. 건강식품을 시도하면서 식사요법에 힘을 기울였다. 밥의 양도 1회에 120~130g으로 매회 측정하고 있었다. 혈당치 쪽은 조금 내려갔다. 이것은 식사의 방법을 꽤 제한한 것이라고 나는 생각한다.

그러나 지금부터라도 쭉 지금의 식사량으로 계속해 가는 것은 무리가 있다. 이 건강식품은 1년간 계속하였지만 효과가 있는지 없는지 알 수가 없었다. 이제라도 계속해야 할지 그만두어야 할지 고민하고 있을 때 딸로부터 「누에분말정제」라는 것을 소개받아 금년 3월 19일부터 시도해보기로 하였다. 이때쯤의 혈당치는 140mg/dL 전후로 그다지 높지는 않았지만 「누에분말정제」를 먹기 시작하고 바로 혈당치가 정상치 가까이 갔다.

헤모글로빈 A1c가 이전에는 7%였지만, 6.4%까지 떨어졌다. 검사의 결과를 보면 수치에 변화가 나오기 때문에 이 누에분말정제에는 인슐린 같은 것이 들어있는 것이 아닌가!? 라고 생각하고 전화상담을 하였더니 「누에 그 자체를 사용하고 있으니 안심해 주세요」라는 것이었다. 「고객님의 경우, 몸에 큰 변화가 있다고 생각합니다」라고 해서 우선 안심이었다.

헤모글로빈 A1c 쪽도 안심하였기 때문에 최근 의사로부터 식사를 1,600kcal에서 1,800kcal로 하여도 좋다는 지도를 받았다. 이전에는 1,600kcal라고 듣고서 1,400kcal로 줄였기 때문에 「이번에는 1,600kcal로 좋지 않을까요?」라고 하는 딸의 의견을 따라 1,600kcal로 노력하는 것으로 하였다. 지금으로서는 식사제한에 여유가 가능하여, 1회에 밥 200g 정도는 먹고 있다. 딸에게 「기름에 튀기거나 지진 음식을 먹으면 안 됨」이라든가 성가시게 듣고 있지만, 그대로 하는 것으로 가능한 한 지키고 있다. 함께 살고 있을 형편은 아니지만, 나의 집에서 두 집 건너 살고 있으므로 칼로리에 관해서도 성가시게 듣고 있지만, 그것만으로도 나를 신경 써 주고 있는 것이다.

당뇨병에 관한 것도, 폐암, 간장암도 딸이 잘 알고 있었으므로, 당뇨병의 책도 딸과 함께 7~8권 구입하였다. 당뇨병에 효과 있는 건강식품의 광고전단지 등을 잘 보고 있기 때문에 어떠한 것인가 마음에 들면 대충 훑어보지만 딸은 「그런 것은 보지 않는 것이 좋아요. 지금은 누에분말정제만을 계속해 가면 좋을 것이므로!」라고 자주 듣는다. 작년 8월에 자기 혈당측정기를 구입하여 최초의 무렵에는 매일 2~3회는 측정하였다고 생각한다. 지금에는 조금 많이 먹었을 때랑, 혈당치가 걱정되는 때에 측정할 정도로 되었다. 이것도 누에분말정제를 먹고 있는 덕분이라고 실감하고 있다. 이전부터라도 식사량이 늘어남에 혈당치 쪽은 안심하고 있었기 때문이다. 그러므로 먹는 것을 즐길 수도 있었다.

나에게는 자각증상이라는 것은 없지만, 의사로부터 「정기적인 안저검사에 있어서도 좋아요!」라고 들었다. 3개월에 1회 안저검사를 하는 것으로 자기 자신도 안심할 수가 있다. 지금으로서는 체중이 57kg 전후이고, 그다지 변동이 없이 안정되어 있다. 이 체중이 최고라고 생각하고 있기 때문에 앞으로도 유지할 수 있도록 노력하고 싶다. 금년 4월 19일에는 위의 폴립을 2개소 제거하였다. 장이 나빠 자주 설사를 하고 있었지만 지금은 그러한 것이 없다.

누에분말정제는 식사의 직후에 먹고 있지만 잊어버린 때에는 직후에 먹기도 하고, 먹는 방법이 불규칙적이라도 계속하고 있다. 몸의 상태가 좋아지고, 무엇보다도 식사량을 늘렸음에도 혈당치 쪽이 안정되어 있다고 하는 것이 기쁜 일이다. 누에분말정제에 크게 감사하고 있다. 앞으로도 애용하고 싶다고 생각하고 있다. 나의 체중을 많은 사람에게 전하고, 누에분말정제를 알려주고 싶다. 나는 무엇보다도 즐거운 것은 1주일에 3회 정도 가는 가라오케다. 스트레스의 해소도 되고 있다. 스트레스는 당뇨병에는 좋지 않기 때문에 취미를 갖는 것은 중요하다고 생각한다. 나는 앞으로도 가라오케를 즐기면서 식사와 함께 산보의 쪽도 노력해 가고 싶다.

(* 본 상담의 여러분의 성명은 프라이버시의 보호를 위하여 일부 가명을 사용하였습니다)

4

당뇨병의 오해와 진실

당뇨병에 관해서는 여러분이 알고 있는 것처럼 실은 바른 지식을 갖고 있지 않는 경우가 많은 것 같다. 이 장에서는 당뇨병에 관해서 자주 질문되는 항목을 몇 가지 열거하여 해설한다. 당신은 바른 당뇨병 지식을 갖고 있습니까?

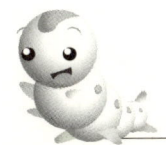

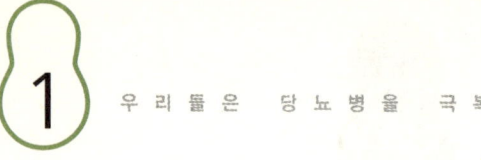

과일의 단맛인 「과당」, 어느 정도 먹어도 혈당치가 올라가지 않는다고. 정말?

<어느 쪽이라고도 할 수 없다>

1개월간의 임상시험에서 포도당 대신에 과당을 섭취하였더니 확실하게 혈당치는 악화하지 않았다. 그러므로 단맛을 내기 위해서라면 설탕보다 과당 쪽이 단연 좋은 것이다. 그러나 동물실험에서는 과당을 다량으로 계속 주면 인슐린저항성이 나온다는 것을 알았다(인슐린의 효과가 나쁘게 된다). 또 과당에도 1g당 4cal의 에너지가 있다. 더욱이 과당은 혈액 중의 중성지방을 증가시킨다고 하는 것도 잊어서는 안 된다. 이상의 것으로 판명되는 것과 같이 과당이라도 너무 섭취하는 것은 마이너스이고, 대량의 섭취는 결과적으로 당뇨병을 악화시키는 것으로 된다. 과일은 디저트로서 식후 즉시 먹는 것보다도 간식으로 식사 사이에 먹는 것이 혈당의 컨트롤에는 좋다.

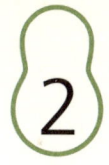

2

우 리 둘 은   당 뇨 병 을   극 복 했 다

벌꿀의 단맛은 당뇨병에 좋은가?

<오해>

벌꿀의 단맛성분은 과당과 포도당이다. 벌꿀을 먹는 것은 설탕을 먹는 것과 크게 다르지 않다.

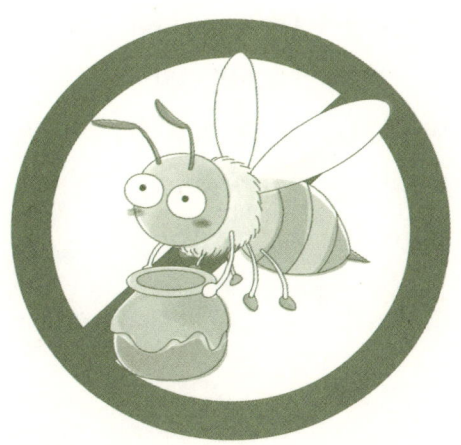

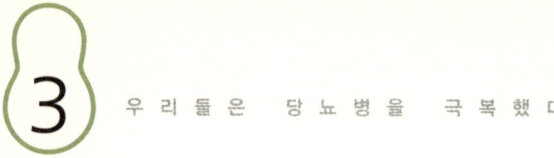

인공감미료는 당뇨병에 적합한가?

<진실>

최근에는 다이어트 붐을 타고 스테비아, 소르비톨 등 여러 가지 저칼로리 인공감미료가 증가하여 왔다. 인공감미료는 섭취하여도 혈당치는 거의 상승하지 않는다. 칼로리도 매우 낮게 억제되고 있다. 따라서 이와 같은 인공감미료를 사용하는 것은 설탕을 사용하는 것보다는 매우 좋다고 말할 수 있다. 그렇다고 하여 인공감미료를 함부로 섭취하는 것은 깊이 생각해 볼 일이다. 왜냐하면 혀가 단맛에 익숙해져 버리고, 바로 설탕용기의 단맛에 손을 내밀어 버리는 경향이 생기기 때문이다. 당분을 제한받고 있는 사람은 역시 단것에는 그다지 손을 내밀지 않는 것이 제일이다.

운동에 의해 혈당치가 올라가는 경우도 있는가?

<진실>

조깅과 워킹 등의 운동을 하면 내장의 주위에 붙어 있는 지방이 소비되어 다이어트로 이어지고, 포도당을 근육에 받아들이는 단백질의 기능도 좋아진다. 그러면 인슐린의 효과가 현저하게 좋아지기 때문에 당뇨병 환자에게는 운동요법이 최적인 것이다.

그러나 단시간으로 효과를 올리려고 심하게 운동을 하면 지방을 분해시키지 못하고 직접 혈액 중의 포도당을 대량으로 소비한다. 그 후 몸은 저혈당 상태를 해소하기 위하여 혈당치를 상승시키는 호르몬을 대량 동원한다. 그렇게 하면 운동은 이미 끝났는데도 관계하지 않고 혈당치만이 부쩍부쩍 올라가는 경우도 나온다. 운동의 방법을 잘못하면 저혈당으로도 될 수 있고, 또 고혈당으로도 될 수 있다는 것이다. 그러므로 심한 운동은 금물이다.

운동의 효과로 놓칠 수 없는 것이 스트레스의 발산이다. 자신에게 약이 되는 기준만큼 자신이 좋아하는 운동을 매일 계속하면 정

신적인 기분전환도 된다. 의무감으로 마지못해 하는 것보다도 즐길
수 있는 운동을 생활 속으로 받아들이길 바란다.

운동은 30분 이상 계속하지 않으면 효과가 없나?

<오해>

종래는 30분 이상 계속하지 않으면 지방이 연소되지 않고, 혈당 컨트롤을 위해서라도 30분 이상 하지 않으면 효과가 없다고 말하여 왔지만, 최근의 연구에 의하면 조금씩 하는 운동에서도 충분한 효과가 있다고 하는 것을 알 수 있다. 30분~1시간일지라도 운동하는 시간을 갖는 것이 어려운 사람은 5분, 10분이라도 조금씩 나누어 가볍게 운동을 축적하면 좋다. 1일 합계로 30분에서 1시간이 되도록 노력하는 것이 좋다.

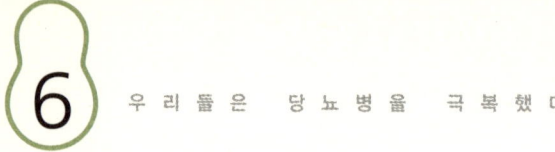

술을 마시면 일본 술보다
위스키 쪽이 좋은가?

<오해>

「당뇨병을 가진 사람은 양조주를 마시지 말고 증류주를 마셔야만 한다」고 하는 속설은 바르지 않다. 대개 일본 술에는 당질이 들어 있기 때문이라 말하기 시작했다고 생각하지만, 칼로리원으로 생각하면 별달리 큰 차이는 없다. 일본 술은 다른 식품과 교환하여 비교할 수가 없다. 「맥주를 1병 마시고 나서 밥을 먹지 않는다」고 하는 사람이 있지만, 건강 면에서 생각하면 추천할 수 없다. 역시 일본 술은 가능한 한 삼가기를 바라는 것이다.

인슐린주사는 한 번 시작하면 그만둘 수 없는지?

<오해>

식사요법과 운동요법, 그리고 약물요법으로 혈당치가 내려가지 않는 경우, 의사는 인슐린 치료를 권한다. 최근에는 비교적 이른 단계에서 인슐린치료로 들어가는 경향이 있다. 병의 상태에 따라서는 인슐린의 힘을 빌려서 즉시라도 혈당치를 내릴 필요가 있기도 하고, 췌장을 쉬게 하기 위하여 인슐린주사를 맞는 경우도 있다. 이러한 케이스로서는 혈당치가 서서히 내려가는 것이 많고, 그렇게 되면 인슐린을 중단하고 혈당강하제로 바꾸게 된다.

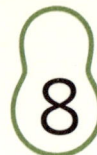

담배는 당뇨병에도 좋지 않은지?

<진실>

담배의 니코틴이 체내에 들어가면, 부신피질을 자극하여 카테콜아민을 분비시켜, 말초혈관의 수축을 일으킨다. 그것에 의해서 동맥경

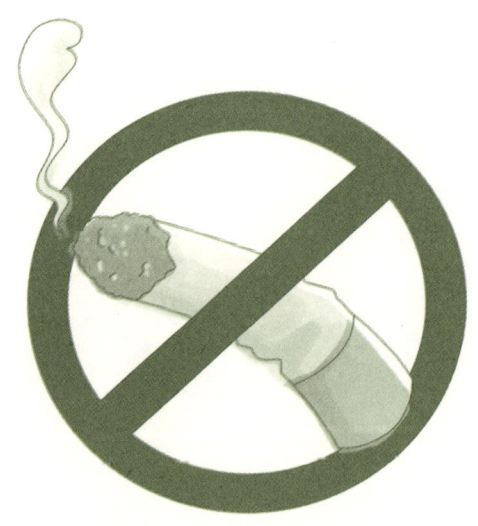

화가 진전하고, 심장에도 부담이 된다. 또 신경장애와 망막증, 신증의 진행 속도도 빠르다. 그러므로 담배는 당뇨병에도 정말로 좋지 않다. 담배는「백 가지의 해는 있어도 한 가지의 이로움이 없다」고 자주 말하지만, 담배를 그만두면 한 가지의 해가 발생한다. 우스꽝스러운 이야기이지만 그 정체는 스트레스이다. 그러므로 무리해서 담배를 집어 들면 혈당치의 컨트롤에 악영향을 미친다. 담배를 그만둘 수 없는 사람은 ① 니코틴, 타르가 적은 가벼운 담배로 바꾸거나 ② 1일의 개피수를 가능한 한 줄이는 등으로 담배의 악영향을 조금이라도 경감하도록 노력해야 한다.

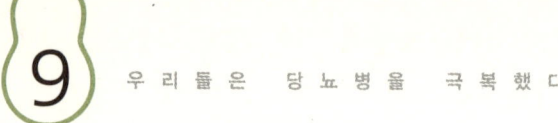

9 우 리 들 은   당 뇨 병 을   극 복 했 다

단 음식을 싫어하는 것으로 당뇨병이 되기 어려운가?

<오해>

세상에서 넓게 오해되고 있는 「상식」의 하나가 「단것만 먹고 있으면 당뇨병에 걸린다」고 하는 것이 있다. 그래서 단것을 먹지 않으면 당뇨병에 걸리지 않을 것이라는 마음가짐이 발생하는 것이다. 당뇨병에 걸리는 원인은 여러 가지로, 칼로리 섭취의 과다, 유전적인 체질, 췌장의 기능장애 등을 생각할 수 있다. 단것을 좋아하든지 싫어하든지 따위는 어떠한 판단자료도 되지 않는다. 또 당분의 과잉섭취만이 원인으로 당뇨병에 걸린다고는 생각할 수 없다. 그러나 당뇨병 체질의 사람이 한번에 다량의 당분을 섭취한 것에 의해서 급격한 혈당의 상승을 초래하여 혼수상태로 되었다는 사례가 있기 때문에 당분섭취에는 주의가 필요하다.

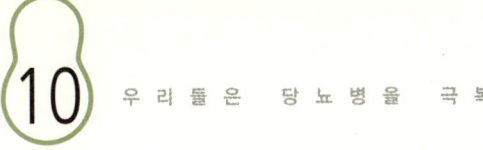

여윈 사람보다 뚱뚱한 사람 쪽이
당뇨병에 잘 걸리는가?

\<진실\>

비만은 당뇨병 원인의 하나이다. 비만이 되면 혈액의 양이 늘어나기 때문에 그만큼 다량의 인슐린이 필요하게 된다. 그러면 인슐린이 모자라는 경향의 사람은 혈당치가 올라간다. 또 비만이 되면 세포가 물집상태(수포)로 되고, 인슐린을 잘 받아들일 수 없기 때문에 혈당치가 상승한다. 그 외에도 체중이 늘어남에 따라 움직이는 것이 귀찮아져 운동부족으로 되고, 혈당치 상승의 원인으로 되는 케이스도 있다. 적정체중을 유지하는 것은 당뇨병을 예방-치료하는 이상으로 매우 중요하다. 단지 여위어 있으므로 당뇨병에 걸리지 않는다고 하는 것은 잘못이다.

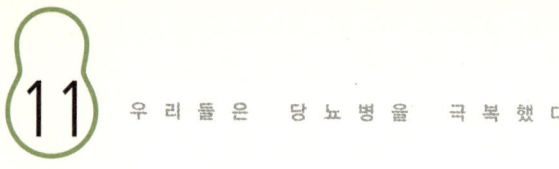

올바른 치료를 하고 있으면 실명의 위험은 막을 수 있는지?

<어느 쪽이라고도 할 수 없다>

종래 의사는 「혈당 컨트롤만 빈틈없이 하면 망막증으로는 되지 않는다」고 환자에게 설명하여 왔지만, 최근의 연구결과를 보면, 어쩐지 그렇다고 잘라 말할 수 없다는 것을 알 수 있다. 인슐린이 발견되어 80년이 되어가고 있지만, 당뇨병성 망막증은 전혀 없어지지 않는다. 의존형의 환자가 인슐린에 의해 혈당치를 잘 컨트롤하여도 현실에서는 망막증이 발생하고 있는 것이다. 소아성 의존형 환자의 경우, 5년 이내에 망막증이 발생할 가능성이 15%이다. 중노년의 비의존형 환자의 경우 5년 이내에 30%에서 발생한다. 그러나 10년 후에는 소아성의 의존형 환자의 망막증 발생률이 추월한다. 인슐린에 의해 혈당이 컨트롤되어도 막을 수 없는 합병증, 이 점이 당뇨병의 무서움이라고 말할 수 있겠다. 다만 혈당치를 낮게 컨트롤하고 있는 사람은 망막증의 위험도 낮아진다고 생각할 수 있다.

12

목욕에 의해 저혈당을 일으키는 경우도 있다?

<진실>

목욕은 운동과 같이 에너지를 소비한다. 42도의 목욕탕에 5~6분 담그고 있으면 1km 조깅한 것과 같은 효과가 있다. 또 인슐린주사 후에 목욕하면 인슐린의 흡수가 빨라진다. 이와 같은 이유로부터 목욕

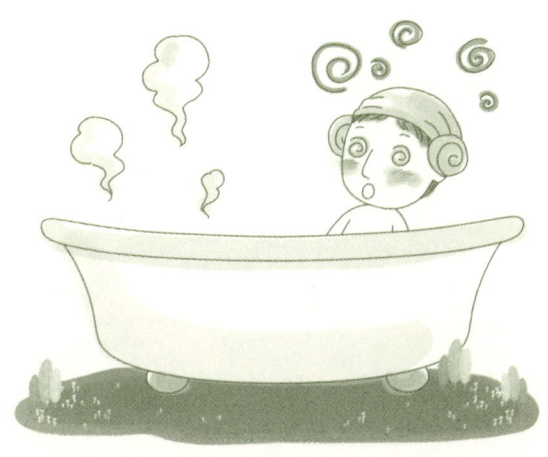

에 의해서 저혈당을 일으킬 가능성이 나오는 것이다. 목욕탕에서의 저혈당은 발견이 늦어지기도 하고, 익사하기도 하므로 주의가 필요하다.

13

식사요법을 하면 체력이 떨어지는가?

<오해>

식사요법을 시작하고 이전보다 식사량이 줄어들면 「이렇게 적어서
는 힘이 나지 않는다」고 불만을 말하는 사람이 있다. 마음껏 먹으면
힘이 나올 것 같은 기분이다. 그러나 이것은 어디까지나 기분만인
것으로, 먹은 칼로리는 몸에 축적되고, 먹지 않았을 때에는 조금씩
몸에서 에너지가 공급된다. 많이 먹으려고 해도, 적게 먹으려고 해
도 그 때 공급되는 양은 같다. 당뇨병식에서는 그 사람 그 사람에 대
응한 충분한 칼로리를 계산하여 두고, 통상 충분하지 않게 할 것은
없다. 정말로 충분하지 않으면 체중이 줄어드는 것으로 안다(단지,
당뇨병이 악화하고 있는 경우, 과식에 의해 더욱 혈당이 상승한 경
우에도 체중이 줄어드는 것이 있어 주의가 필요하다). 힘이 나지 않
는 원인은 혈당 컨트롤이 나빠져서 몸의 각 세포가 포도당을 흡수-
활용할 수 없다는 데 있다. 그 경우 어느 정도 먹어도 즉시 공복감이
나온다.

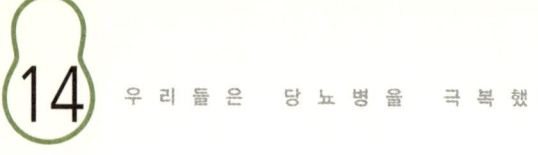

요당이 나오는 것만으로는 당뇨병이라고 말할 수 없다?

<정말>

보통 공복 시 혈당치가 170mg/dL 정도로 올라가면 신장에서 오줌으로 당이 흘러나오지만, 혈당치가 110~120mg/dL의 정상인 범위에서도 요당이 +로 나올 적이 있다. 또 역으로 공복 시 혈당치가 200mg/dL 정도인데도 오줌에 당이 나오지 않는 사람도 있다. 혈액에서 오줌으로 당이 흘러나올 때의 혈당치는 연령에 의해서도 차이가 있다. 노령의 사람 쪽이 이 값은 높고, 혈당치가 높아도 요당이 잘 나오지 않는 경향이 있다. 또 젊은 사람은 이 값이 낮고 혈당치가 낮아도 요당이 쉽게 나오는 경우도 있다. 또 신장의 기능이 저하되어 있는 사람에서는 혈당이 상승하고 있어도 요당이 나오지 않을 가능성도 있다. 따라서 당뇨병의 판정과 혈당의 컨트롤 상태를 정확하게 평가하는 점에서는 믿을 수 있는 것은 아니다.

당뇨병은 유전한다?

<어느 쪽이라고도 할 수 없다>

한 마디로 말하면 당뇨병은 유전병이 아니다. 그렇지만 「당뇨병이 걸리기 쉬운 체질」은 확실하게 부모로부터 인계된다. 양친의 어느 쪽에 당뇨병이 있는 사람은 없는 사람의 2배 가깝게 당뇨병에 걸린

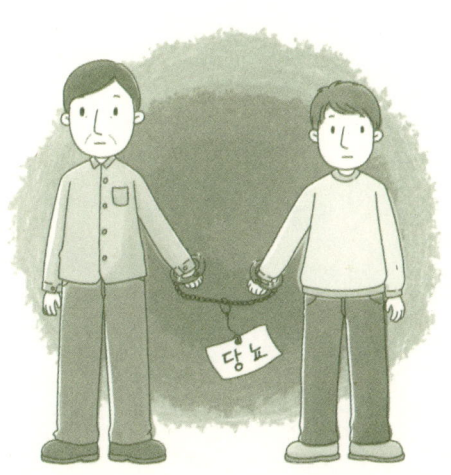

다는 것이 밝혀져 있다. 그러나 진짜의 경우는 「당뇨병에 걸리기기 쉬운 체질」에 「그 외의 원인」이 겹쳐서 비로소 당뇨병이 발증한다. 「그 외의 원인」이라는 것은 비만과 운동부족, 스트레스, 감염증 등이다. 당뇨병인 사람이 자신의 자식에게 올바른 식사, 운동 등을 「지도」하면, 장래 그 자식이 당뇨병에 걸리는 것을 막을 수 있다는 것이다.

당뇨병 환자는 치주 병에
걸리기 쉬운가?

<진실>

당뇨병 환자는 혈류가 나빠지기 때문에 세균에 대한 저항력과 조직
을 수복하는 힘이 쇠약해져 있다. 또 타액의 분비가 줄어들고 입속
이 건조하기 때문에 세균이 번식하기 쉬운 환경으로 되어 있다. 그
때문에 치주병에 걸리기 쉬운 것이다. 당뇨병 환자는 치주병만이 아
니고 여러 가지 감염증에 주의가 필요하다.

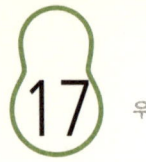

일본인은 당뇨병에 걸리기 쉬운가?

<진실>

일본인은 소량의 음식으로 생활할 수 있게 과거 수천 년의 식생활로 길들여져 왔다. 「절약 유전자」라고 하는 것을 본래부터 갖고 있다. 또 구미 사람과는 인슐린의 분비량이 다르기 때문에 근년 포식의 시대를 맞고 있는 구미 사람과 같게 되어 고지방과 고 칼로리의 것을 먹기도 하고 섭취 칼로리랑 영양밸런스에 변화가 가해지면 상승하는 혈당치에 인슐린이 대처할 수 없기 때문에 췌장이 피곤해지고, 최후에는 기능이 저하하여 인슐린을 잘 분비할 수 없게 되는 것이다. 일본인은 서양인에 비해 당뇨병에 걸리기 쉽다는 것을 인식하여 둘 만하다.

혈당치를 정말 자기 자신이 측정?

<진실>

현재로서는 자기 혈당측정기라고 하는 것이 시판되고 있어 병원에 가지 않아도 가볍게 혈당치를 측정할 수 있다. 주사 등으로 아프다는 생각도 하지 않고 손가락을 매우 가는 바늘로 아주 얕게 찔러서 쌀알 정도의 혈액을 채취하는 것만으로 충분하다. 혈당자기측정기는 자기의 혈당상태를 파악하여 혈당컨트롤에 활용할 수 있다는 것이 큰 장점이다. 혈당치가 불안정하여 바로 저혈당을 일으켜버리는 사람, 폭음, 폭식이 많은 사람 등에게는 추천한다. 측정기의 가격은 약 1만5천엔(약15만원) 정도이다.

당뇨병에 걸린 경우,
단것만 절제하면 된다?

<오해>

물론 단것을 많이 지나치게 섭취하면 혈당치의 상승으로 이어지기 때문에 절제하는 쪽이 좋다는 것은 확실하지만, 식사에서 섭취하는 지방의 양을 재평가하는 것이 선결이다. 지방의 섭취량과 당뇨병 환자의 수는 한결같이 증가하고 있다. 또 세계적으로도 지방을 많이 섭취하는 민족에게 당뇨병이 많이 발생한다는 것은 역학적인 조사

에서 확실하게 되고 있다. 식사 중에 지방이 차지하는 비율이 높게
되면 당뇨병이 증가한다.

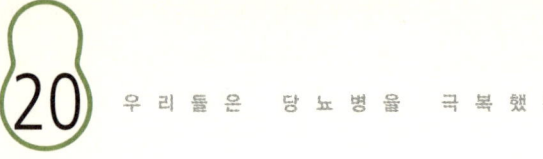

당뇨병은 약을 먹으면 낫는다?

＜오해＞

대부분의 경우 낫지 않는다. 약을 먹으면 혈당치가 정상치로 내려가
는 것은 있어도, 당뇨병의 체질은 낫지 않는다. 그것보다도 무서운 것
은 식사요법과 운동요법을 하지 않고 약에만 의지하는 것이다. 폭음
폭주하고 운동부족인 채로 혈당강하제와 인슐린 주사만 맞고 있으면
혈당치는 내려가도 합병증이 진전되어 큰일이 되고 만다. 약은 어디
까지나 식사-운동요법의 보조적 치료수단이라 생각해야 한다.

푸른 채소는 낮은 칼로리로, 어느 정도 먹어도 혈당치에 정말 영향이 없다고 말할 수 있는가?

<진실>

야채는 300g으로 1단위이다. 그렇지만 푸른 야채류는 흔히 과잉 섭취하여도 그다지 걱정하지 않아 좋다는 것이다. 또 해조, 콩가루, 곤약도 거의 칼로리가 없으므로, 양은 걱정하지 않아도 좋은 것이다. 이들을 사용하면 반찬 한 가지를 더 여분으로 먹을 수 있을 것 같다. 다만, 호박, 연근, 감자, 밤 등은 꽤 칼로리가 있으므로 주의해야 한다. 물론, 드레싱, 설탕 등의 양념에도 칼로리가 있다.

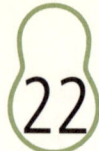

식사를 과식하기도 하고 간식을 하여도 그만큼 보통 때보다 많은 운동을 해야만 좋다?

<오해>

운동하면 에너지를 소비하기 때문에 과식한 만큼을 운동으로 조정하도록 하는 것은 얼핏 보기에 이치에 맞는다고 생각할 수 있다. 그러나 실제로는 과식한 만큼을 운동으로 소비하는 것은 용이하지 않다. 예를 들면 감자 칩을 75g(큰 봉투 타입으로 2분의 1) 먹은 경우, 7km의 조깅이 필요하게 된다. 먹은 양과 운동량과는 교환할 수 없다고 생각하고, 식사의 양을 지키는 것이 제일이다. 더욱이 약물요법을 하고 있는 사람이 운동할 때에는 저혈당 예방을 위해서 보식으로서 가벼운 식사가 필요한 것이 있다.

당뇨병에 걸리면 자주 설사와 변비가 있다?

<진실>

당뇨병 환자가 모두 설사-변비가 되는 것은 아니지만, 당뇨병이 원인이 되어 설사와 변비를 반복하는 경우가 있다. 설사와 변비의 원인은 무수히 많다. 드물게는 세균성의 설사와 장 폐쇄 등 위험한 상

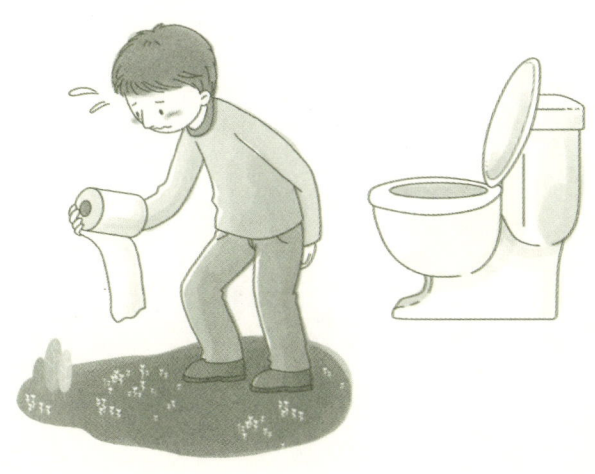

태도 있지만, 대부분은 그 정도 중대하게 생각할 필요가 없는 경우이다. 당뇨병 환자가 설사와 변비를 반복하는 경우 합병증의 신경장애에 의해서 위장의 소화관 활동이 불규칙하게 된 경우를 생각할 수 있다. 시판의 위장약으로 대처하고 있으면 증상이 진척되기도 하고, 다른 신경장애의 증상이 나오는 것도 생각할 수 있기 때문에 이상하다고 생각된다면 빨리 검사를 받는 것이 좋겠다.

혈당치가 안정되었다면 식사요법은 그만두어도 좋은가?

<오해>

혈당치가 안정되었다면 식사요법을 완화하여도 좋다고 생각할 만하지만, 당뇨병은 치료하여도, 「이것으로 완전하게 치료되었다」로 되는 병은 아니다. 혈당치가 안정되어도 폭음, 폭식하면 즉시 원래의 상태로 되돌아 갈뿐만 아니라 경우에 따라서는 전보다도 악화하여 어떠한 합병증을 병행하는 경우도 생각할 수 있다. 당뇨병의 식사요법이라는 것은 특별한 것이 아니다. 건강한 사람에게도 꼭 권하고 싶은 건강 식생활인 것이다. 여러 가지 식품을 가능한 한 남김없이 섭취하고 「복부의 8할」로 억제한다고 하는 것이 기본이다. 혈당치가 내려가고 나서도 무리 없이 진행할 수 있는 범위에서 계속해야 한다. 매일의 생활 속에 자연스럽게 편입해 가면 건강한 사람과 전혀 다르지 않는 생활을 할 수 있는 것이 당뇨병의 특징이다.

누에분말에 대해 좀 더 알고 싶다.

Q&A

누에분말에 대하여 일본과 마찬가지로 우리나라에서도 많은 사람들이 질문하는 것들을 모아 현재의 실정에 맞춰 간단하게 정리하여 이해를 돕도록 하였다. 일부 본문과 중복되는 것도 있을 수 있지만 누에분말로 인한 잘못된 판단과 오해가 있을 수 있는 것에 대하여 올바른 이해가 되도록 설명하는 별도의 장을 만들어 제공한다.

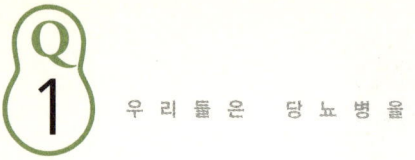

누에분말의 복용방법에 대하여
알려주세요.

<답변>

누에분말은 음식물이 소화될 때 당분해효소의 활성을 억제하여 당의 일시적인 흡수를 억제하여 급격한 혈당상승을 억제하여 혈당을 조절하기 때문에 식사의 직후에 바로 복용하는 것이 효과적이다. 현재 시판되고 있는 누에분말에는 환, 분말, 정제 등이 있다. 드물게는 뽕잎분말로 만든 환도 있지만, 혈당강하효과 만으로는 순수한 누에분말로 만든 것이 효과가 높다. 1회에 가장 적당한 복용량은 건강지원자의 시험에서 830mg군에서 가장 이상적인 결과를 얻었기 때문에 이를 기준점으로 하여 체격과 체질을 고려하여 약량을 다소 증감할 수 있다. 누에분말의 경우는 작은 차숟가락으로 하나 정도가 되고, 정제의 경우는 보통 2정 또는 3정이 적합하다. 그리고 주의할 점은 어느 정도 혈당조절이 되었다고 하여 복용을 그만두게 되면 곧바로 혈당은 올라간다. 음식처럼 생각하고 꾸준히 복용하면서 혈당을 조절하는 것이 무엇보다도 중요하다.

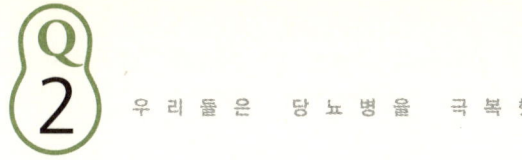
하루에 복용하는 양의 한계는
어느 정도가 좋은가요?
많은 양을 먹어도 괜찮은지요.

<답변>

실험 동물의 독성실험에서는 대량 섭취에 의한 독성과 병변 등은 전혀 발견되지 않았다. 그러므로 한 번에 몇 숟가락을 먹는다고 해도 큰 문제는 없겠지만, 한 번의 과식으로 인한 설사의 염려는 있을 수 있다고 본다. 아무리 안전하다고 해도 지나치게 많이 먹을 필요는 전혀 없다. 경제적인 면 등을 고려하여 매일 적정량을 규칙적으로 복용하면서 식사와 운동에도 최선을 다하는 게 치료의 가장 좋은 방법일 것이다.

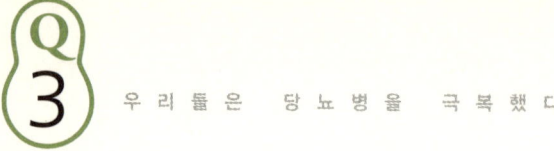

누에분말을 장기간 복용해도
괜찮은지요.

<답변>

야채를 한평생 계속하여 먹어도 문제가 없는 것처럼, 누에분말도 장기간에 걸쳐 먹어도 아무런 문제가 없다. 누에분말을 누에번데기처럼 먹거리의 하나로 본다면 아무리 장기간 먹는다고 해서 문제가 될 것은 전혀 없다고 본다.

Q 4

우리둘은 당뇨병을 극복했다

누에를 먹는다는 것은 왠지 기분이 좋지 않은 점이 있어요.

<답변>

친숙한 먹거리가 아닌 것이라 충분히 있을 수 있다고 본다. 해삼과 뱀장어, 청국장 등과 같이 섭취에 익숙해 있지 않은 나라에서는 기분이 좋지 않을 것이라 생각한다. 물론 외국에서는 누에번데기조차 먹지 않는 나라가 많기 때문이다. 모든 음식의 소재를 강요할 수는 없다. 그렇다고 해서 그것이 혐오스럽다고 생각하는 것은 인식전환도 필요하다고 본다. 누에는 본래부터 농약 등에 예민하여 조금의 농약에도 죽어버린다는 점을 감안하면 안전성에서도 전혀 문제가 없다. 누에분말은 우리가 오랫동안 먹어 온 번데기에 뽕잎이 들어 있을 뿐이다. 번데기와 뽕잎을 별개로 분리해서 생각하면 전혀 기분이 이상할 것이 없다. 단지 살아있는 누에를 생각하여 이상하게 여기지만 다른 가축들의 경우를 생각하면 큰 문제는 없을 것이다. 우리에게 고기를 주는 소나 돼지처럼 우리 몸에 이로움을 주는 것을 생각하면 누에라고 하여 전혀 다를 것이 없다고 본다. 이러한 문화의 차이에서 오는 인식의 차를 강요만 하고 있을 수 없다고 생각하여 보다 편하게 먹을 수 있도록 누에분말에서 데옥시노지리마이신 (DNJ)만을 분리하여 거부감을 없애고 기능성도 높인 제품의 개발도 필요하다.

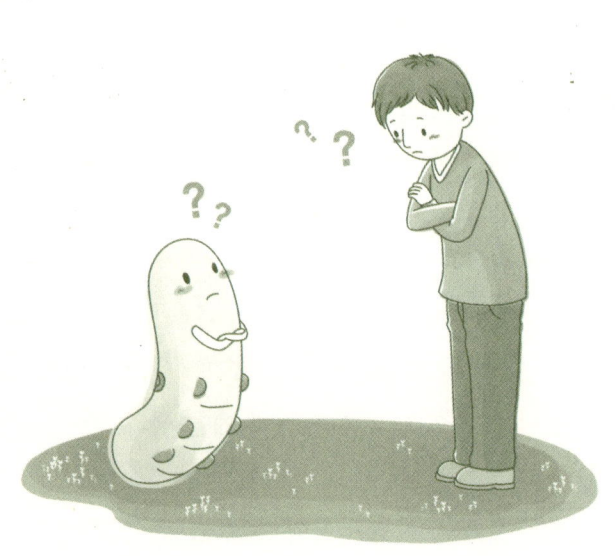

누에분말에 독성과 세균의
걱정은 없는지요?

<답변>

최근 누에분말의 건강기능식품 인정관련 농약과 중금속 검사 및 대장균 검사에서 전혀 문제가 없는 것으로 확인되었다. 원래 누에는 농약에 예민하여 누에 몸에 농약이 남아 있을 수가 없다. 그리고 납, 카드뮴, 비소 그리고 수은도 전혀 문제가 없었다. 그리고 대장균도 음성으로 나왔다. 우리나라에서 유통되고 있는 누에분말 환제품을 수집하여 실시한 대장균과 세균검사에서도 모두 대장군이 음성으로 나왔으며, 일반 세균수도 기준치 이하였다. 누에분말이 고단백 식품임을 감안한다면 자체의 항균성을 부정할 수 없다고 본다. 쉽게 생각해보면, 길거리에서 파는 번데기를 볼 때마다 저것이 만약 쇠고기였다면 며칠을 두고 저렇게 데우기만 해서 팔 수 있을까 생각한다.

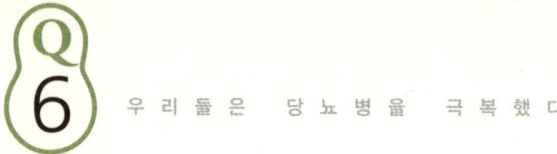
누에분말을 다른 약과 함께 먹어도 괜찮은지요?

<답변>

누에분말의 약리적 작용이 확실하게 밝혀져 있다. 데옥시노지리마이신(DNJ)에 의해 당분해효소의 활성을 억제하는 것이다. 그러므로 약리적 작용이 같은 것을 함께 먹을 필요는 없을 것이다. 그러나 작용이 다른 것은 상호 보완적 의미를 갖는다면 함께 복용해도 무난할 것이다. 이 점에 대해서는 병원의 의사와 반드시 상의할 것을 당부하고 싶다. 병원에서도 누에분말의 효과에 대해서 많은 경우를 접하고 있어 잘 알고 있으리라 본다. 그리고 체험자들의 사례에서도 허기짐과 저혈당 해소에 대해 가장 고맙게 여겨진다고 하는 것을 볼 때 다른 의약품에서 얻지 못하는 효과를 보고 있다고 생각한다. 그리고 또 하나 중요한 것은 아무리 누에분말이 좋다고 한들 기존의 약을 바꿀 때는 매우 신중하고 조심하여야 한다고 본다. 병원의 의사에게 솔직하게 상담해서 바꾸어야 부작용을 막을 수 있고 몸에 무리를 주지 않는다.

누에분말에는 혈당강하 이외에 어떠한 효과가 있는지요?

<답변>

누에분말의 주된 효과는 혈당강하이다. '95년 누에분말 혈당강하제가 개발된 이래 복용자들의 사례에서 몇 가지의 부수 효과를 이야기 하였다. 그 중 변비 해소, 중성지방 감소, 콜레스테롤 저하와 간 기능 개선이 가장 많았다. 그래서 농촌진흥청에서는 시험한 결과 변비해소 효과 약 26%와 간 기능 회복 효과 약 43% 정도의 효과가 인정되었다. 그리고 부경대학에서 누에 추출물에 대한 시험결과 중성지방과 지질과산화 억제효과와 항산화 효과 등이 확인되었다. 이 외에도 복용자들에 따라 많은 효과를 이야기하고 있으나 이러한 부수적인 효과를 마치 의약품처럼 오해를 하고 의지하는 것은 매우 위험스러운 일이라고 생각한다. 부수적인 효과는 경우에 따라서 있을 수도 있고 없을 수도 있기 때문에 주의가 필요하다.

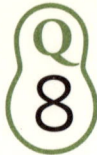

Q8

우 리 들 은   당 뇨 병 을   극 복 했 다

누에분말은 모든 당뇨환자들에게 효과가 있는지요?

<답변>

모든 의약품이 모든 환자에게 효과가 있는 것은 거의 없다. 약 중에 가장 으뜸이라고 하는 아스피린도 체질에 맞지 않는 경우가 있어 기전과 소재가 다른 대체 약들이 나와서 나머지를 보완하고 있다. 누에분말 역시 효과를 보지 못하는 경우가 있다. 그래서 농촌진흥청 에서 당뇨환자들을 동양의학의 사상체질로 나누어 임상시험을 한 결과 태음인이 가장 효과가 높게 나타났으며, 소음인 소양인 순으로 효과가 나타났다. 이처럼 환자의 정도와 체질에 따라 변수가 많기 때문에 종합적으로 검토하여 적용해야 할 것이라 생각된다.

누에분말은 며칠 정도 먹어야
효과가 나타나는지요?

<답변>

누에분말과 혈당강하제의 일종인 아카보스를 대조약물로 하여 시험한 결과 누에 분말 복용시 1주일만에 혈당치가 큰 폭으로 떨어지고 4주까지 서서히 떨어져 안정되는 것으로 나타났다. 그러나 모든 사람들이 똑같이 4주만에 효과를 보는 것은 아니다. 실제로 환자들이 누에분말의 효과를 실감하는 일수는 사람에 따라 다양하게 나타나고 있다. 복용자들의 사례에서 보듯이 빠르게는 1주일, 늦은 경우는 2개월, 6개월만에도 실감하는 경우가 있다.

누에분말을 복용하다 중단하면
단번에 악화되는 것은 없는지요?

<답변>

약의 효과가 분명히 있어도 약을 중단하면 단번에 악화되는 것은 자주 있는 일이다. 그래서 누에분말의 모든 동물실험이나 임상시험

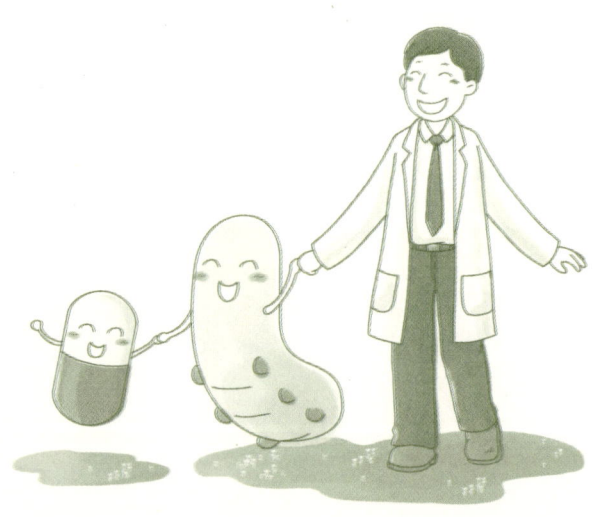

에서도 4주일 동안 복용을 하고 중단한 후 8주에 다시 혈당을 측정하면 모두가 원래대로 올라가게 된다. 당뇨병은 생활습관병으로 꾸준히 혈당조절을 하지 않으면 안되기 때문에 도중에 중단하는 것은 신중해야 한다. 다른 대체약품으로 바꾸는 것은 있을 수 있겠지만 누에분말을 복용하고 혈당에 문제가 없게 되었다고 하여 완치가 되었다고 생각하는 것은 매우 위험한 판단이 된다.

당뇨병을 극복한 "누에분말의 효과"

우리들은 당뇨병을 극복했다

초판 인쇄 2009년 10월 1일
초판 발행 2009년 10월 5일

저 자 류강선
발 행 인 김중영
발 행 처 오성출판사
주 소 서울시 영등포구 영등포동 6가 147-7
전 화 02)2635~5667~8
팩 스 02)835~5550
등 록 1973년 3월 2일 제 13-27호

정 가 12,000원

ISBN 978-89-7336-455-8
www.osungbook.com

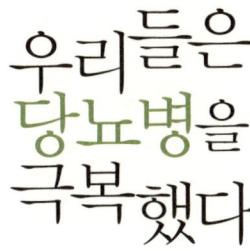
저자와의
합의하에
인지는
생략합니다.